国家"十一五"重点图书
中华民族立体营养支持科普系列丛书

餐桌上的奇妙世界
——核酸、基因与食品

主编 李 勇
编委 (按姓氏笔画排序)
    王 茵 浙江省医学科学院
    王琳琳 北京大学公共卫生学院
    朴建华 中国疾病预防控制中心
    许雅君 北京大学公共卫生学院
    李 勇 北京大学公共卫生学院
    张立实 四川大学公共卫生学院

北京大学医学出版社

图书在版编目（CIP）数据

餐桌上的奇妙世界：核酸、基因与食品/李勇主编.
北京：北京大学医学出版社，2007.12（2017.7重印）
（中华民族立体营养支持科普系列丛书）
ISBN 978-7-81116-123-6

Ⅰ.餐… Ⅱ.李… Ⅲ.食品营养－普及读物 Ⅳ.R151.3-49

中国版本图书馆 CIP 数据核字（2007）第 203555 号

餐桌上的奇妙世界——核酸、基因与食品

主　　编：李　勇
出版发行：北京大学医学出版社
地　　址：(100083) 北京市海淀区学院路 38 号 北京大学医学部院内
电　　话：发行部 010-82802230；图书邮购 010-82802495
网　　址：http://www.pumpress.com.cn
E-mail：booksale@bjmu.edu.cn
印　　刷：北京东方圣雅印刷有限公司
经　　销：新华书店
责任编辑：张彩虹　　责任校对：金彤文　　责任印制：罗德刚
开　　本：880mm×1230mm 1/32　印张：6　插页：2　字数：108 千字
版　　次：2007 年 12 月第 1 版　2017 年 7 月第 2 次印刷
书　　号：ISBN 978-7-81116-123-6
定　　价：12.00 元

版权所有，违者必究

（凡属质量问题请与本社发行部联系退换）

主编简介

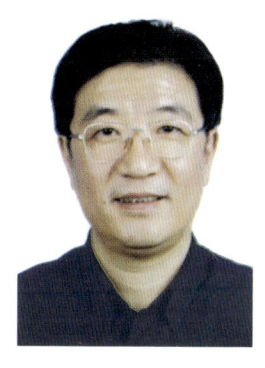

李勇 男,教授/博士生导师,50岁,山东烟台人,1983 毕业于新疆医学院,获医学学士学位,1988 毕业于华西医科大学公共卫生学院,获硕士学位,1995 毕业于华西医科大学公共卫生学院,获博士学位,1995—1997 年上海医科大学预防医学专业博士后。2001 年被评为国家教育部跨世纪优秀人才。已指导毕业博士生 15 名、硕士生 13 名,出站博士后研究人员 4 名;目前正指导博士生 16 名、硕士生 2 名和博士后 1 名。长期从事营养与食品卫生学(例如:营养与疾病、膳食配方研究、人群营养状况研究等)、发育分子生物学、分子和食品毒理学、畸胎学和优生学等方面的研究,先后承担和主研:国家"973"项目 2 项,国家"863"高科技项目 2 项,国家"十五"攻关项目 1 项,国家"十一五"支撑项目 2 项,国家自然科学基金重点项目 2 项,国家自然科学基金面上项目 8 项,北京市自然科学基金项目 4 项,国际合作项目 5 项,教育部高等学校博士学科点专项科研基金项目 3 项,其他部、省级项目和校

"985"项目 11 项及其他横向项目（例如：保健食品研发、基因诊断试剂盒等）多项。近年来发表论文 200 余篇，其中 SCI 收录论文 40 余篇。学术论文多次在国际、国内学术会议大会交流。

近年的专著、译著有：《肽营养学》（2007 年）主编；《营养与食品卫生学》（2005 年）主编；《营养与食品卫生学实习指导》（2007 年）主编；《欧洲食物安全：食物和膳食中化学物的危险性评估》（2005 年）主译；《高级营养学》（2004 年）主编；《发育毒理学研究方法和技术》（2000 年）主编；《临床营养学》（2004 年）副主编。参编《营养与疾病》（2004 年）；《营养与食品卫生学》（2003 年、2007 年）；《医学营养学》（2003 年）；《社区营养学》（2006 年）；《中国营养科学全书》（2004 年）；参译《毒理学——毒物的基础科学》第六版（2005 年）和《国际公共卫生》（2007 年）等。

近年来获奖等情况：作为负责人已获得省部级科技进步奖 7 项。此外，近年来还克隆 10 条全长新基因，均为美国 Genebank 收录（收录号分别为：AF498103、AF520568、AF520569、AF520570、AF525300、AF526533、AF525925、AF527781、AF548365、AY152391）。

现任职务：

1. 北京大学公共卫生学院营养与食品卫生学系**主任**

2. 北京大学公共卫生学院分子毒理和发育分子生

物学实验室主任

3. 中国科协七届委员
4. 中国环境诱变剂学会秘书长（法人代表）
5. 北京市营养学会理事长（法人代表）
6. 中国营养学会理事
7. 中国食品科学技术学会常务理事
8. 中国优生优育协会常务理事
9. 中国毒理学会理事
10. 营养支持委员会主任委员
11. 医药工作专业委员会主任委员
12. 营养与疾病专业委员会主任委员
13. 食品毒理专业委员会秘书长
14. 中国环境诱变剂学会致畸专业委员会副主任委员
15. 中华预防医学会环境卫生专业委员会委员
16. 中国食品科技学会常务理事
17. 《癌变·畸变·突变》杂志副主编
18. 《卫生研究》、《食品科学》等多家杂志常务编委或编委
19. 国家食品药品监督管理局保健食品审评专家
20. 国家卫生部健康相关产品审评专家
21. 中国儿童少年基金会专家委员会委员
22. 国家医学考试中心专家组委员
23. 北京市科协代表

总 序

一个民族的营养状况从微观讲影响着国民的体质和智能程度,从宏观讲影响着整个民族的竞争力与创造力,以及社会的文明进步和经济发展,正如法国一位著名学者曾经说过的:"一个民族的命运要看她吃的是什么和怎么吃"。我们炎黄子孙自古就注重营养,这也是中华民族的文明标志之一。中国人在膳食结构上非常强调平衡、提倡含不同营养成分的食物之间的互补,成为世界上保持食物的生物来源多样化最丰富的国家。然而随着改革开放、经济的腾飞,中国人民生活水平不断提高,居民膳食结构在原有基础上也发生了巨大变化。过去物资短缺、食物单调,想吃的东西买不到,现在商品琳琅满目,许多人却不知道该如何选择、应当怎么吃了。另一方面,随着人们生活节奏的加快、饮食结构的"西化","文明病"或"生活方式病"泛滥,造成目前我国国民的整体营养状况是营养不良和营养过剩同在,贫困病和富裕文明病并存。在这种情况下,科学的、合理的营养对于中华民族就显得格外重要。

随着国民健康意识的不断增长,人们对于营养学知识的需求也不断增加，然而随之而来的是一些科学性不强、应用性欠考虑的营养学书籍匆忙上阵，给读者造成误导甚至健康危害。作为长期从事营养与健康研究的我们认为，中国人民迫切需要一套系统而实用的营养与健康指导丛书，使国人能够有据可循地合理安排膳食和运动，促进自身的营养水平和心理卫生，进而增进健康，预防"文明病"和"贫困病"的发生。

我们首次提出"立体营养支持"的概念，并非刻意制造噱头，而是把每个中国人看成相对独立的个体，有针对性、因人而异地进行生理、心理、保健、营养、膳食、运动等与疾病预防和治疗的全面指导，而不是地毯式地泛化营养理论介绍。科学、实用以及通俗易懂是我们编著本套丛书的首要指导原则，我们希望通过对本套丛书的阅读，能使读者更好地结合自身情况，科学选择适合自己的膳食营养模式和运动方式，调试健康心态，走出营养误区，达到自己"管理"自己健康的目的。

中华民族立体营养支持科普系列丛书被评为国家"十一五"重点图书，参编人员均是具有多年相关领域工作经验的专家学者，他们将中国百姓关心的营养与健康问题结合自身的研究经验和成果进行解答和分析，并为百姓健康提供有益的指导。本套丛书的内容主要包括：各种重要营养素（如矿物质、维生素）与健康的关系，核酸与基因营养，不同年龄段人群的特殊营养需求和营养支持，主要"文明病"（如糖尿病、肥胖、高脂血症、慢性疲劳综合征）的膳食营养因素及非药物疗法，心理行为营养与健康，运动营养与健康，膳食美容与延缓衰老，循证医学解读营养与食品的误区，特殊病理条件（如肿瘤、艾滋病）下的营养指导，以及传统医学药食同源对于健康的指导作用等。

吃饭是再也平常不过的事，然而人类通过漫长的历程才从"吃饱求生存"发展到懂得"吃好求健康"。我们衷心希望本套丛书能够对中国国民的营养状况和健康维护起到科学的指导作用。

衷心感谢全国人大常委会副委员长韩启德为本丛书作序，特别感谢中华人民共和国卫生部王陇德副部长、北京大学常务副校长柯杨教授、北京大学医学出版社陆银道社长一年多来在本丛书的策划、出版等方面给予的巨大支持；同时向参与本丛书编写、校对的专家、教授、博士和编辑们表示衷心的感谢！

北京大学公共卫生学院　　　李　勇
营养与食品卫生学系

2007年12月

序一

可持续发展是指既满足现代人的需求又不损害后代人满足需求的能力。换言之，就是指经济、社会、资源和环境保护协调发展。作为国家最宝贵的资源，健康在中国近四分之一世纪的经济发展中起了关键性的作用。作为动态的社会进步过程，中国21世纪的可持续发展必须重视健康。

营养科学关系到全民族的健康水平，近20余年来，随着我国经济建设和科学文化的全面发展，在全国营养学工作者的不懈努力下，中国人民的膳食和营养状况已有了根本的改善。但是，我国居民的营养不良现象，特别是某些微量营养素摄入不足的问题还相当广泛存在；另一方面，由于生活方式的改变，营养失调及相关的慢性疾病也日益严重地危害着我国居民的健康。城乡居民需要膳食营养指导，少年儿童需要平衡的营养供给，食品加工企业需要研发和生产不同人群需要的营养食品，临床病人需要特制的能辅助治疗的膳食，营养知识需要在大众中普及……中华民族的营养工作任重而道远！

加强对居民食物与营养的指导，建立用科学的营养知识引导消费和用消费带动生产的新机制，使生产结构、消费结构和营养结构合理协调。开展多种形式、多种类型的营养知识教育，充分发挥各种新闻媒体的作用，加强营养知识宣传，提高城乡居民的营养科学知识和自我保健意识，引导居民的食物消费方向，提高全民族科学、合理膳食的自觉性。这些工作需要无数营养工作者的无私奉献。《中华民族立体营养支持科普系列丛书》是一群有丰富经验的营养/食品专家、博士在自身多年研究的基础上为中国国民推出的立体营养保健指导书籍，具有很强的科学性和可读性；适应21世纪建设"健康中国"的社会需要。

2007年12月

序二

国民营养与健康状况是反映一个国家经济与社会发展、卫生保健水平和人口素质的重要指标。良好的营养和健康状况既是社会经济发展的基础，也是社会经济发展的目标。居民的营养健康直接关系着小康社会的发展和经济的腾飞，而经济的发展也影响着居民的生活质量，两者相辅相成。只有有了健康的民族，才会有富强的国家；只有拥有健康的身体，才能享受小康社会的美好生活。

新中国已经成立50余年，改革开放也已经历时20余年，虽然我国城乡居民的膳食、营养状况较以前有了明显改善，但是仍然有不少的居民承受着营养缺乏病的危害。钙、铁、维生素A等微量营养素缺乏是我国城乡居民普遍存在的问题，妇女、儿童、青少年尤其是受营养不良因素影响健康的高危人群。另一方面，随着我国经济和社会的高速发展，慢性非传染性疾病对民众健康的影响，已超过发达国家曾经面临的重大社会问题与经济威胁。从整个趋势来看，降低我国民众慢性病的发病率和死亡率已经成为亟待解决的重要卫生问题。

要改善中华民族的营养状况,提高健康水平,需要我们广泛地传播科学营养膳食知识,指导群众养成合理、科学的饮食习惯,提高健康意识;需要相关部门、单位长期共同的努力。营养科普书籍是传播健康知识的窗口,科学、客观和实用性是科普书籍的精髓。《中华民族立体营养支持科普系列丛书》从可能影响健康的诸多角度出发,全方位向国民介绍了合理营养、养生保健、防病或延缓疾病发展的科学方法,具有很强的科学性、可读性和实用性。故欣然作序,以示祝贺!

2007 年 12 月

序三

《九十年代中国食物结构改革与发展纲要》颁布以来,我国国民经济持续发展,农业和农村经济发展进入了新阶段,实现了农产品供给由长期短缺到总量基本平衡、丰年有余的历史性转变,人民生活水平不断提高,推动了食物需求持续增长,全民营养状况得到了较好的改善。社会主义市场经济体制的逐步建立,为食物发展创造了良好的外部环境。科技进步已经渗透到食物发展的各个环节,加速了传统食物的改造,拓宽了食物发展的空间。我国食物与营养研究进入了一个新的发展阶段。

目前我国食物与营养发展面临的形势一是居民生活水平的不断提高,对食物多样化、优质化需求明显增加。二是居民食物消费正处于由小康向更加富裕转型的时期,急需加强对居民食物与营养的指导工作,促进居民形成良好的饮食习惯。否则,既会造成资源浪费,也可能会影响一代甚至几代人身体素质的提高。三是世界经济和现代科技的发展,使国际食物与营养产业呈加速发展趋势,必须加快我国食物与营养工作,以跟上世界发展步伐。因而我国食物与营养工作面临着十分艰巨的任务。

在所有的环境因素中，食物是我们每天都主动大量摄入、通过粘膜密切接触并吸收的。我始终认为，人与环境的关系，除了空气，最密切、最具普遍意义的就是人与食物的关系。因此也是我们能主动地通过选择与控制产生预防疾病效果的。已有大量事实证明饮食结构影响健康状态。中国有句古话，"病从口入"。现在看来古人的话千真万确。让广大人民群众了解饮食的作用是一项推广健康生活方式，普及防病知识的重要工作。

我特别高兴地看到北京大学的医学营养学教授自觉地视科普工作为己任。《中华民族立体营养支持科普系列丛书》从中国人常见的营养问题和营养误区出发，多角度、全方位介绍营养保健，饮食养生和常见生活方式病的预防方法，具有很强的科学性和实用性，丛书文字通俗易懂，适合广大居民阅读。

北京大学常务副校长
医学部常务副主任

2007年12月

前　言

在核酸发现之前，人们一直认为蛋白质是维持生命最重要的物质。1868 年，伴随着瑞士科学家 Miescher 第一次从外科绷带的脓细胞核中分离出一种特殊的含磷物质，并将其命名为"核素"，生命之谜终于揭开。1889 年，生物化学家 Altmann 通过进一步对"核素"的分析发现，这种不含蛋白质的物质呈酸性，于是将其改名为"核酸"，这一名称沿用至今。1953 年，美国遗传学家 Watson 和 Crick 划时代地提出了核酸的双螺旋结构，把生命科学研究从细胞水平推向了分子水平，两人也因此获得了 1962 年的诺贝尔医学及生理学奖。

一个多世纪过去了，人类基因组计划已经顺利完成，核酸作为生命的源头物质对于人类健康的重要意义不断被挖掘出来，核酸和基因几乎在生命科学的所有领域发挥着作用。基因营养学是 2000 年提出的一种新的营养学理论，其目的在于选择食品以让基因更好地适应；改变体内基因的作用和结构；根据个人的基因特点制定食谱、补充特定的营养成分，以弥补由于基因变异造成的对健康的影响；防止某些基因突变或改变基因的活动情况，从而达到预防疾病、延缓衰老、促进健康的目的等。可以预见，基因营养学研究将给人类疾病的防治带来一场变革。估计若干年以后，只要从手指上取一滴血连同测试费寄到基因实验室，几天后就可以收到一份电子邮件，上面写明为您推荐的今后4周的食谱。这份食谱是实验室给您量身定做的，它由你个人基因特征的特别需求所决定，能够完美地平衡你的微观和宏观营养需求。

本书分上、中、下三篇，分别对基因营养、核酸营养和转基因食品进行了描述。本书本着科普原则，尽量使用通俗易懂的语言，希望通过此书使中国百姓对核酸和基因营养及转基因食品有一定的了解，积极照料自己的健康，为身体提供合理的营养平衡。本书将国内外主要的研究成果介绍给读者，但难免还存在一些不确定性的问题，欢迎读者批评和指正。

编　者
2007年12月

目 录

上篇　看着基因下菜单——未来餐饮新模式

第一章　基因，生命之源 …………………………………… 3
第二章　基因突变与抗诱变 ………………………………… 11
第三章　看基因，下菜单 …………………………………… 25

中篇　核酸营养存在的理由

第一章　核酸，小王国中的大国王 ………………………… 49
第二章　核酸，人体健康的遥控器 ………………………… 58
第三章　核酸，何从何去 …………………………………… 76
第四章　痛风，是否核酸的错 ……………………………… 88

下篇　转基因食品，福焉祸焉

第一章　转基因，人类能否改变自然 ……………………… 97
第二章　转基因食品的是非争议 …………………………… 106
第三章　转基因食品，消费者有权知道 …………………… 130

附录　基因科学大事记（1859—2006 年）………………… 145

上篇
看着基因下菜单——未来餐饮新模式

第一章 基因,生命之源 ………………………… 3
1. 问世间"基因"为何物,直教生死相依 …… 3
2. 基因等同于核酸吗 …………………………… 5
3. 既然龙生龙,凤生凤,为何又龙生九子,各有不同呢 …………………………………… 6
4. 致病基因——魔法界巫师口中的"咒语" ………………………………………………… 7
5. 转基因能"造物"吗 ………………………… 9

第二章 基因突变与抗诱变 ……………………… 11
6. 基因突变离我们并不遥远 …………………… 11
7. 手机和电脑能引起基因突变吗 ……………… 12
8. 饭桌上的化学诱变剂 ………………………… 14
9. 基因突变的后果:造福抑或贻害人类 ……… 15
10. 抗诱变剂,大自然的恩赐 …………………… 17
11. 美味食品也能抗诱变吗 ……………………… 18
12. 基因组的稳定性与营养素的职责 …………… 20
13. 维持基因组的稳定性,营养因素各显神通
………………………………………………… 21

第三章　看基因，下菜单 ………………………… 25

14. 看不见摸不着的基因如何"显山露水"的
　　…………………………………………………… 25
15. 营养素，基因表达的开关按钮 ……………… 27
16. 矿物元素与维生素如何调控基因表达 …… 28
17. 营养素、基因和疾病三者的关系如何 …… 29
18. 解密美国黑人和芬兰人易患高胆固醇血症的
　　原因 …………………………………………… 33
19. 为何不同个体对叶酸需求不同 ……………… 34
20. 营养与代谢解毒有何关系 …………………… 35
21. 血型与性格有关，血型还与营养有关，
　　您听说过吗 …………………………………… 37
22. 小孩吃饭挑食，父母先别动怒 ……………… 39
23. 与血统有关的饮食结构 ……………………… 40
24. 未来饮食的新模式 …………………………… 41
25. 营养基因组学 ………………………………… 42

第一章　基因，生命之源

1. 问世间"基因"为何物，直教生死相依

是谁带来远古的呼唤？是谁留下永久的祈盼？是谁传承祖先的血脉？是谁续写祖辈的容颜？——基因。

36亿年前，地球表面温度开始下降，但内部温度却很高。火山爆发产生的气体，形成了甲烷、氨、氢等。这些气体在大自然不断产生的宇宙射线、紫外线和闪电的作用下，激活了一种叫做核苷酸和氨基酸的小分子物质。它们经过雨水的冲刷流入河流，最后汇集在生命的摇篮——海洋中。

核苷酸是组成核酸的基本单位，氨基酸是组成蛋白质的基本单位。它们在原始海洋里长期积累聚合，形成了核酸大分子和蛋白质大分子。又经过长期的演变，终于形成了具有新陈代谢功能和能够自我繁殖的单细胞，原始生命就这样诞生了。

随着生命细胞的不断复制，遗传基因不断延续，时至今日，每个生物体——所有植物、动物和微生物都能通过基因从第一个细胞找到自己的起源。

上篇 看着基因下菜单——未来餐饮新模式

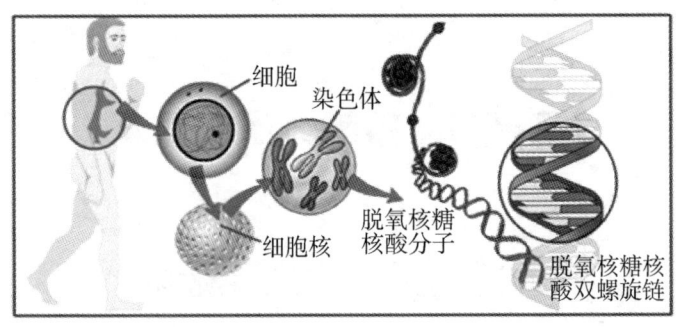

基因是生命之源、生命之本，是生命的操纵者和调控者；基因是人类生老病死、健康长寿的内因，决定着一切生命的存在或衰亡形式。您的长相、身高、体重、肤色、性格等均与基因有关。

除了早已认识到的遗传性疾病受基因控制之外，肿瘤、肥胖、糖尿病、痴呆、暴力倾向、酗酒等疾病和行为也都与基因有关。不仅如此，竟然连懒惰都跟基因有关系，看来懒儿子可以面对责问的父母振振有词道：都是你的错，让我继承你，让我不知不觉满足懒惰的安逸！

我们生活在一个幸运的新时代！21世纪初，睿智的科学家们经过几十年的努力与探索，终于画出完整的人类基因图谱。这一图谱就好比一本"人体健康说明书"，揭示了遗传的秘密。我们需要了解基因，否则就是对生命的漠视！

2. 基因等同于核酸吗

生命活动是物质运动的形式之一，它的物质基础是蛋白质、核酸、糖类、脂类、水和矿物质等。其中，蛋白质和核酸是生物体最重要的物质成分，也是区别生命和非生命的分水岭。

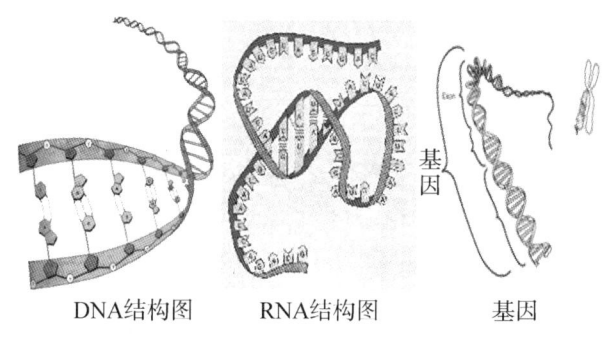

DNA结构图　　RNA结构图　　基因

核酸同蛋白质一样，也是生物大分子化合物。其基本单元是核苷酸。核酸有两大类，一类叫脱氧核糖核酸，简称DNA，是遗传基因的化学实体，存在于细胞核中，具有特殊的双螺旋结构。另一类叫核糖核酸，简称RNA，存在于细胞质中。

基因是指携带有遗传信息的DNA或RNA序列，是控制性状的基本遗传单位。基因通过指导蛋白质的合成来表达自己所携带的遗传信息，从而控制生物个体的性状表现。它不但决定了人类的长相、身高、肤色、毛发颜色，在很大程度上还决定了人类的性格和基本健康状况。基因决定着不同物种繁衍的稳定性，俗话说的"种瓜得瓜，种豆得豆"就是基因的杰作。100多年前，遗传学家把这种情况归结为遗传，瓜和豆的遗传性状不同是因存在不同的基因所致。

因此，基因不等同于核酸。

3. 既然龙生龙，凤生凤，为何又龙生九子，各有不同呢

虽说是遗传基因决定了龙生龙，凤生凤，老鼠的孩子会打洞。可为什么龙生九子，各有不同呢？往远来说，各种生物都拥有一个祖先，可为什么有的形成了在这个蓝色星球上繁衍昌盛的人类，有的变成了刀俎下挣扎的鱼肉，有的则发展为连动弹一下都难的大树？其中原理很简单：不断地基因变异。

千百万年以来，生命的传承不仅是一个遗传、复制的重复过程，同时也是一个不断变化的过程。在大多数情况下，DNA的复制都能规规矩矩地以严格的方式进行着，但偶尔也会有不守"纪律"、出现差错的情况发生，这些差错就是基因突变的内在机理。到了20世纪基因的密码被完全破译之后，"世界上从未出现过两个性状完全一样的个体"这个事实上升到了科学的高度，并且合乎逻辑地解释为生命遗传中的

变异。

生命遗传中的变异与基因突变密切相关，突变是不需要经过中间过渡而突然出现的，而且突变一旦产生，便可能一代代遗传下去。这种突变就是由种种原因引起的基因结构和功能上的改变。正因为这种变异，在生物发展史上的某一个点，动物和植物正式分道扬镳了；正因为这种变异，人类主宰了世界。

4. 致病基因——魔法界巫师口中的"咒语"

对医生来说，无论是中医的"望闻问切"还是西医使用的各种辅助诊断仪器，都是要找到患者病因的手段，只有明确病理，方能对症下药，一举治愈。然而在生物学家看来，医生无论如何努力探究，只是找到那些"疾在腠理"的法子罢了，而在那本"生命天书"中，真正的病因早就明明白白地描述着。

无论文学作品还是历史记载中，经常见到一些家族好像受了某种疾病的"诅咒"，使这些家族一代代成员都面临着某种疾病的威胁，现在从科学的角度看来，"致病基因"就是魔法界巫师口中的"咒语"。而这些基因多数是由正常基因变异而成的，现已发现由致病基因引起的遗传病有6000余种。

上篇 看着基因下菜单——未来餐饮新模式

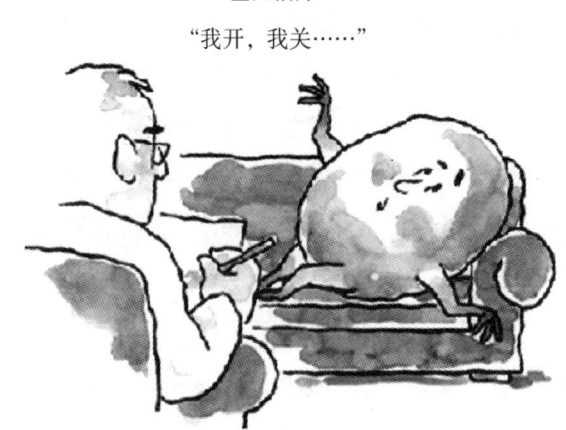

基因治疗
"我开,我关……"

其实基因病不限于遗传病,实际上所有的人类疾病都或多或少地与基因有关,比如常见的恶性肿瘤、心脑血管病、精神神经性疾病、糖尿病、风湿病、免疫性疾病等都在"生命天书"不同位置上有记载。科学家发现,这些疾病的发病过程实际上都涉及很多基因的作用,只是被涉及基因的作用有主有次,有前有后。

因此,如果能从基因组水平上掌握涉及疾病或健康状态的所有基因的变化规律,人类就能更深入地理解一种疾病发生发展的机理或某种健康状态的机理。倘若如此,"凡夫俗子"也能摇身一变,手握着"上帝的手术刀",通过基因疗法来有效对付疾病。然而,路漫漫兮。

5. 转基因能"造物"吗

无论是佛教、基督教，还是伊斯兰教，人们的信仰总离不开神灵的庇护，人们总相信并习惯于将生命的缔造归功于各种神灵。而在科幻小说中，那些企图逾越神权，创造生命的疯狂科学家们，总是以悲剧结束自己的事业或生命。这些文学中暗示的恐慌与宿命并没有吓倒充满好奇与探索精神的科学家们，在"生命天书"的启示下，他们反而越来越热衷于创造生命这一僭越神权的活动。

早在1927年，美国遗传学家穆勒发现，用X射线照射果蝇精子，后代发生突变的个体数会大大增加。同年，前苏联学者斯塔德列尔用X射线和γ射线照射大麦和玉米种子也得到了类似的结论。这就是早期的人工诱发突变的方法，当人们掌握了这一方法后，改造生命便成了一项极具刺激与诱惑的科学探险运动。

而现在，科学家甚至在尝试从零开始制造全新的生命形式，即用化学物质造出合成DNA，由DNA合成基因，再由基因形成基因组，最终在实验室造出全新生物体的分子系统。

相关领域的科学家们包括工程师、计算机学家、化学家和物理学家，以有别于传统生物学家的独特视角看待生命，于 2003 年开创了合成生物学，这个全新的研究领域是以按照预设目的设计、建模、构造、调试、测验人造生命体为研究目标。

目前，合成生物学取得了标志性进展，在破解人类基因组计划中起到重要作用的美国科学家克雷格就开始向 100 多个国家的专利机构为自己的"造物技术"提出了专利申请。据称，他们研制的世界第一种"合成物种"已接近成活。他们所采用的是合成生物学的办法——将携带特定遗传密码的 DNA 片段合成最小、最简单的基因组，并将该基因组植入已去掉遗传密码的细菌体内，形成新的微生物，然后观察它们是否能被激活，进行新陈代谢和繁殖。这种细菌能吸收二氧化碳，减轻温室效应，还能产生氢气和生物能源。然而，这种创造生命的举动引起了一场轩然大波。

2004 年，美国科学家首次人工合成了西班牙流感病毒，由此病毒引起的"1918 年西班牙流感"是历史上最严重的公共卫生灾难之一，曾在全球导致 2000 万至 5000 万人死亡。这一生物学举动加深了人们的焦虑。在人类是否具有这样的权利或者人类是否愿意制定生命游戏规则方面，很多人都持有反对意见。他们大声疾呼："上帝使人灭亡，必先使人疯狂。"可与此同时，这些反对者在口干舌燥之余，正在享用的无籽西瓜却是人工诱发突变的杰出成果。

第二章　基因突变与抗诱变

6. 基因突变离我们并不遥远

谈及基因突变，人们总会为宇航员、核武器和核电站工作者，及一些经常接触射线的特殊职业者担心，似乎只有他们才是基因突变的高危人群。其实，基因突变距离我们并不遥远。

一些物理因素和化学因素都可以诱发基因突变。

物理因素包括：①电离辐射：X射线、γ射线、α粒子等的电离辐射造成的DNA单链/双链断裂和大范围的碱基损伤。②紫外线：紫外线可引起非电离辐射，并导致基因突变，这是因为DNA中的嘌呤和嘧啶对吸收光的作用很强，特别是对波长为254～260nm的紫外线。

化学因素包括：烷化剂、交联剂、碱基类似物、DNA插入突变剂、经代谢活化后损伤DNA的化合物、内源性活性氧物质（超氧离子、羟自由基和过氧化氢）。少数类型的化学诱变剂进入体内后，不必经过代谢转化即致突变作用，称为直接诱变剂。更多类型的化学诱变剂，如多环芳烃类、亚硝胺类、芳香胺类、杂环胺类、霉菌毒素类、肼类、激素类等属间接诱变剂。它们必须在体内经代谢活化后才能始动致突变作用。这些化学诱变剂普遍存在于人们日常的食物中。

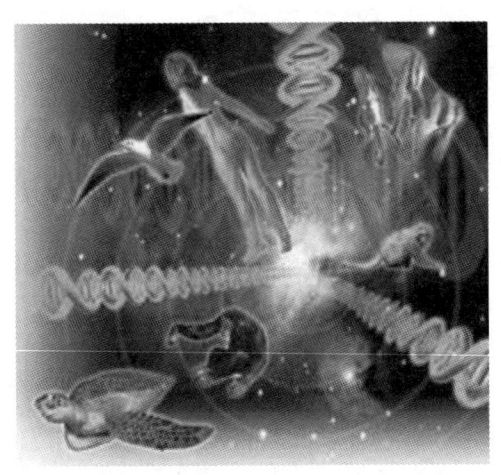

7. 手机和电脑能引起基因突变吗

生活中一些常见物品如电脑、电视、微波炉、手机等，发出的辐射叫电磁辐射，这种电磁辐射包括非电离辐射和电离辐射。电离辐射作用在机体分子里面可以把有机分子正负电荷拉开，然后就会产生不可恢复的器质性病变。非电离辐射就是一般讲的无线电类的辐射，它的量子携带能量很小，不足以把分子正负电荷分开，在去掉外部作用场或者在场强低的情况下

第二章　基因突变与抗诱变

还可以恢复到有机分子。由辐射源发出的电磁强度越强对人体的危害越大，电磁辐射还有一个累计的效应，偶尔一两次看不出什么毛病，但是日积月累到一定程度就会慢慢对人体产生危害。妇产科专家认为，这些家电辐射对孕妇和胎儿有一定影响。据有关妇产科专家的临床调查，排除遗传、用药不当等因素，家电辐射在很大程度上已经成为损害人体生殖系统的元凶，其主要表现在使孕妇发生自然流产、胎儿畸形、男子精子质量降低等。它甚至可以导致儿童智力残缺，在我国每年出生的2000万儿童中，其中25万为智力残缺，有专家认为电磁辐射就是影响因素之一。然而，对于这些家电辐射的危害，至今缺乏确切的科学证据。

同样，手机对人体健康到底有什么损害，目前全球科技界对此尚无定论，任何一家跟踪研究手机辐射问题的机构（包括世界卫生组织），也还都没有证据能够证明手机和移动基站会对健康造成威胁。据悉，国际非电离性辐射保护委员会（ICNIRP）规定的 SAR 值标准为 2W/kg 体重，这一标准已被大多数欧洲国家采用，这是因为至今没有确切的科学证据表明，在 ICNIRP 限值范围内的辐射会影响人体健康。

8. 饭桌上的化学诱变剂

化学诱变剂多环芳烃主要由各有机物如煤、柴油、汽油、原油及香烟燃烧不完全而来。如果控制不力，我们饭桌上经常会出现这些化学诱变剂。食品中的多环芳烃主要有以下几个来源：①食品在烘烤或熏制时直接受到污染；②食品成分在烹调加工时经高温裂解或热聚形成，是食品中多环芳烃的主要来源；③植物性食物可吸收土壤、水中污染的多环芳烃，并可受大气飘尘直接污染；④食品加工过程中受机油污染，或食品包装材料的污染，以及在柏油马路上晾晒粮食可使粮食受到污染；⑤污染的水体可使水产品受到污染；⑥植物和微生物体内可合成微量的多环芳烃。

N-亚硝基化合物是对动物具有较强致癌作用的一类化学物质，已研究的有 300 多种亚硝基化合物，其中 90% 具有致癌性。N-亚硝基化合物的前体物有硝酸盐、亚硝酸盐和胺类物质。硝酸盐和亚硝酸盐广泛地存在于人类环境中，是自然界中最普遍的含氮化合物。一般蔬菜中的硝酸盐含量较高，而亚硝酸盐含量较低。但腌制不充分的蔬菜、不新鲜的蔬菜、泡菜中含有较多的亚硝酸盐，其中有的是由硝酸盐在细菌作用下，转变成亚硝酸盐的。硝酸盐和亚硝酸盐还常作为食品添加剂加入食品中。而含氮的有机胺类化合物也广泛地存在于环境中，尤其是食物中，因为蛋白质、氨基酸、磷脂等胺类的前体物，是各种天然食品的成分。

9. 基因突变的后果：造福抑或贻害人类

从人类健康角度来看，基因突变的后果多种多样，致突变物对机体的作用是通过靶细胞突变来实现。当靶细胞是体细胞时，其影响仅能在直接接触该物质的个体身上表现出来，而不可能遗传到下一代；只有当靶细胞为生殖细胞时，其影响才有可能遗传到下一代。比如，某个生物体在受到电离辐射照射时其生殖细胞也受到照射，而且受照射的生殖细胞内产生了发生突变的基因，一般情况下，如果这种基因突变没有造成受照射的生殖细胞死亡，而且该生殖细胞有可能与异性的生殖细胞结合形成胚胎，则电离辐射照射的后果就有可能在该受照射生物体的后代中表现出来，又称为辐射遗传效应。

基因突变的后果主要体现在表现型的改变，从纯粹遗传学角度来看，突变后表现型改变可分为：功能丧失、功能获得和癌症发生。

（1）功能丧失：因功能丧失导致的表现型，多数是由于某一基因突变后使其所表达的蛋白质失活。

（2）功能获得：有很多机制可以产生功能获得的显性表现型。

（3）癌症发生：正常细胞转变成恶性肿瘤细胞需要以多种特异的突变同时发生为条件。基因的突变主要表现在两类细胞基因，即癌基因和抑癌基因。

基因的突变使得相应的蛋白质或多肽发生功能上的改变，往往导致疾病。例如，在镰刀形细胞贫血病人中，其红细胞呈镰刀样改变，就是由于基因突变后，导致血红蛋白的结构发生改变引起的。但是，基因突变也不总是有害的，有些突变并不引起坏的后果。事实上，自然发生的大部分突变都不会影响正常的功能。因为在真核生物中，除了功能基因会发生不影响功能的突变外，往往基因组的绝大部分都是没有功能的，假如突变发生在这些地方，就不会引起坏的后果，相反的，这些无害的基因突变是生物进化的基础。人们称这类突变为中性突变。

下面是一个有关基因突变造福人类的有趣例子。黑死病，这种曾在欧洲肆虐横行了300年，掀起一波又一波死亡浪潮的疾病，时至今日，依旧是死神和灾祸的阴郁象征。但是，死亡也并非是全部的真相，有些人侥幸逃过了它的魔爪，那就是英国德比郡的伊恩村部分村民。现代医学对古代瘟疫展开了深入研究，竟意外发现了历史留给后人的宝贵遗赠，它就是发生在部分欧洲人身上的一个基因突变——Delta 32 突变基因。Delta 32 突变原本是基因犯的一个错误，应该逐渐消失，除非它的存在能给个体带来明显的生存优势。这种变异基因在欧洲出现的比率极高，说明它的优势非常突出。经研究，这种变异基因大约于 700 年前大量出现在欧洲人群中，与黑死病入侵欧洲的时间完全吻合。而且，整个伊恩村中，有 14% 以上的村民带有这种变异基因。华盛顿的美国国家卫生院实验室主任斯蒂芬·欧布莱恩博士认为如果一个人拥有单个复制的 Delta 32 突变基因，便可以延迟病发身亡的时间；这样一来，免疫系统就能趁机集中体内各种抵抗疾病的力量，积蓄足够的反击能力来消灭病菌，最终让患者康复，免于一死。一个突变基因保护了欧洲人的祖先——这就是黑死病真相。

10. 抗诱变剂，大自然的恩赐

大自然总是那样奇特，为了引导人类自生自灭并不断进化，在人类周围安排了基因诱变剂，但同时，为了防止人类过分偏离生存的轨迹，又将抗诱变剂赐予了人类。

所谓抗诱变剂是指能降低自发或诱发突变率的物质。例如维生素 C、维生素 E、超氧化物歧化酶（SOD）等。

在诱变剂及诱变作用被发现以后，为了防止物理及化学诱变剂的有害作用,人们开始寻求能对抗诱变作用的物质,一直到20世纪50年代初,科学家发现茶碱引起大肠杆菌发生正向突变,在培养基内加入腺苷或鸟苷,可使突变率明显下降。

由于发现的诱变剂大多为化学物质,又由于发现化学诱变剂与肿瘤的发生有一定的相关性,因此在20世纪70年代初研究者提出了化学预防的设想,利用抗诱变剂或抗癌剂来控制疾病(尤其是肿瘤)的发生与发展。

11. 美味食品也能抗诱变吗

营养物质不同于药物,通常在发挥有益作用的同时也保留了色香味俱全的特性。具有抗诱变功能的美味食品使人们摆脱难以下咽的困境。那么,哪些食品成分或营养素具有抗诱变作用呢?

(1)维生素:维生素A作为生物抗诱变剂直接参与修饰代谢过程,还可作为活性分子的阻断剂。维生素A也有保护DNA的作用。另外,维生素A可增加前列腺素的生成,抑制诱变物与DNA的结合。维生素A和类胡萝卜素可使癌症高发区居民的基因损伤明显降低。维生素C与维生素E同为生物抗诱变剂又是去诱变剂。两者都能阻断N-亚硝酸盐和胺在体内形成亚硝基化合物。两者都具有抗氧化特性,能清除自由基和阻断脂质过氧化反应,维生素 C 可加强维生素 E 的作用。维生素 C 抑制 6-羟甲基苯并芘和苯并芘的终致癌物的诱变性,因为维生素 C 可与终致癌物结合产生不具有诱变性的物质。β-胡萝卜素属于生物抗诱变剂,也是活性分子的阻断剂。β-胡萝卜素能促进巨噬细胞和淋巴细胞的功能;还可淬灭自由基并抑制自由基的产生,抑制脂质过氧化,维持免疫功能所必需的膜受体。

维生素 C 和 β-胡萝卜素在各种蔬菜和水果尤其是水果中含量甚丰。所以多吃水果和蔬菜可以补充维生素 C 及 β-胡萝卜素。而维生素 A 和 E 都是脂溶性的,尤其是维生素 A,在动物内脏以及各种黄颜色的蔬菜中都含有,建议用油炒来吃,这样利于其溶解在油中,方便人体摄取和吸收。动物内脏、各种豆类、油菜、青菜、芥菜、卷心菜、萝卜等十字花科蔬菜等都含有丰富的维生素 E。

(2) 矿物质元素:硒对于 X 射线和苯并芘诱发的细胞恶性转化有显著的抑制作用,并能提高细胞中谷胱甘肽过氧化物酶的活性。肝细胞癌患者中肝组织谷胱甘肽过氧化物酶的活性及血硒水平均降低,且血硒水平和酶活性呈正相关,这提示硒缺乏者肿瘤的发生与谷胱甘肽过氧化物酶活性的降低有关。锗也具有广泛的抗诱变作用,在黄曲霉毒素 B_1 诱发的大鼠肝癌模型中,锗具有抑制肝癌形成的作用。

含硒丰富的食物首推芝麻、麦芽和中药材黄芪，其次是酵母、蛋类、啤酒，海产类有大红虾、龙虾、虎爪鱼、金枪鱼等，再次是动物的肝、肾等，而水果和大多数蔬菜含硒都不多。不过，大蒜、蘑菇的含量却相当多。

（3）植物化学物：鞣花酸是一种广泛存在的植物性酚类化合物，属于生物抗诱变剂，鞣花酸可以拮抗黄曲霉毒素 B_1、苯并芘的诱变作用。另外，2,6-二叔丁基对羟基甲苯、叔丁基羟基茴香醚、绿茶多酚、大蒜中的二烯丙基二硫氧化物和姜黄色素也具有抗诱变作用。据报道，抗诱变作用的还有一些中草药如人参、丹参、首乌、绞股蓝、枸杞子、白术、虫草、女贞子、赤芍等。

12. 基因组的稳定性与营养素的职责

无论是致突变作用还是抗诱变作用，都是外在环境因素的一种干预。营养素之所以为维持人体正常生理功能所必需，更是作为在基础代谢过程中所必不可少的底物或辅助因子而发挥作用。必需营养素的缺乏必定造成机体生理功能的异常，一系列的营养缺乏病是这些异常的部分结果。

基因组的稳定性影响生物体生命活动的每一个阶段，在没有明显的遗传毒性因子暴露的情况下，基因组会自发地出现不稳定现象。人类发育缺陷、退行性疾病、肿瘤都与基因组的不稳定性有关。维生素和无机物是与DNA合成、修复、DNA氧化损伤防范以及维持DNA甲基化等过程有关的酶辅助因子或金属酶的结构成分。可见，营养素对基因组的稳定性有着极其重要的作用，在一定意义上，维持基因组的稳定性就是营养素的重要职责之一。

13. 维持基因组的稳定性，营养因素各显神通

人们日常食用的营养素有多种，发挥的生理功能是多方面的。在维持基因组稳定性方面，每种营养素也犹如八仙过海，各显神通。

叶酸是一种在DNA合成、损伤修复、DNA构象、基因表达和细胞增殖过程中起关键作用的维生素，它对基因组稳定性的影响是生物体自身内环境-基因相互作用的重要方面。由于叶酸循环和嘧啶、嘌呤合成、DNA甲基化相关，所以与DNA、染色体的结构功能必定存在着千丝万缕的联系。叶酸缺乏可导致人类第1、9、15、16、17、21号染色体和Y染色体分离异常，导致非整倍体产生，从而构成肿瘤发生的风险。叶酸缺乏具有诱变效应并提高了肿瘤发生的风险。叶酸对结肠癌、肺癌、胰腺癌、口腔和咽癌、食管癌、胃癌、子宫颈癌、白血病具有明显的防范

作用。

维生素 C 是一个具有多种生物学功能的水溶性维生素。细胞正常代谢期间，在一些环境因素的影响下，细胞中可产生 H_2O_2、·OH 自由基等活性氧。活性氧一方面参与细胞的正常代谢，另一方面也引起细胞 DNA 的损伤，造成基因突变，并启动突变、癌变和衰老。维生素 C 可以通过抗氧化作用预防这些损伤。一般认为维生素 C 缺乏可引起 DNA 链断裂、染色体断裂以及氧化 DNA 损伤基值的提高。

维生素 D 介导的生物反应主要是通过其代谢分子 $1,25-(OH)_2D_3$ 结合于维生素 D 受体来实现的。在肝脏、肾脏、脑、乳房、结肠、心肌、甲状腺、脑垂体等器官都有其受体。$1,25-(OH)_2D_3$ 可以调节不同的基因并表达不同的基因产物，如与钙通道开放相关的肠内钙转运，肝脏、肾脏和甲状旁腺上的磷脂代谢，癌基因、多胺、淋巴因子、钙结合蛋白的生物合成等。综合分析发现这些因素与 DNA 复制和分化的开关有联系。在生理浓度下，维生素 D 能够使细胞蛋白质和细胞膜免于氧化损伤，其在 $2×10^{-8}$～$5×10^{-8}$ mol/L 的浓度范围内，可以诱发大多数肿瘤细胞的凋亡、稳定染色体结构、防止由外源或内源因素引起的 DNA 双链断裂。

维生素 E 是一个强抗氧化剂，证据显示其可能通过抑制自由基形成而减少染色体的损伤，通过活化

第二章 基因突变与抗诱变

一些内切酶而切除氧化胁迫引起的损伤碱基，对维持基因组稳定性有积极的作用。

锌通过调节转录因子、RNA 和 DNA 多聚酶的活性，影响染色质结构、DNA 复制以及 RNA 的转录，并进而影响基因组稳定性和基因表达。锌对 DNA 修复和细胞凋亡也发挥一定的作用。

微量元素硒是谷胱甘肽过氧化物酶和其它许多酶的组成成分。硒可抑制致癌剂与 DNA 共价结合形成加合物，阻碍 DNA、脂类和蛋白质的氧化损伤，调节细胞生长抑制和肿瘤发生中若干重要的细胞与分子事件。

硒和维生素 E、维生素 C、β-胡萝卜素都可以清除自由基。在啮齿类离体和活体中补充无机硒和不同形式的有机硒化物都可以抑制物理或化学因素的氧化损伤。

机体的大多数基础代谢途径都有镁的参与，其在细胞中含量丰富。在生理浓度下，镁是维持基因组稳定的重要因素，对于 DNA 和染色质的结构具有稳定作用，且构成了几乎所有 DNA 活动酶系的基础辅助因子。镁缺乏可以降低膜的完整性并影响膜功能，使机体对氧化胁迫、心血管疾病和衰老的易感性提高。镁对于维护基因组完整性和 DNA 复制过程中遗传信息传递的忠实性是必不可少的。

铁是细胞内氧化还原反应系统中的一个重要组成

成分，该特性同时可产生损伤蛋白质、脂质和 DNA 的活性氧组分，所以铁具有潜在的毒性。人体铁代谢的失衡还可以增加血色素沉着病等肿瘤的风险，并与 Friedreich 运动性共济失调、先天性运铁蛋白不足、帕金森综合征、阿尔茨海默病（老年性痴呆）等疾病有关。

微量元素铜是生物体许多关键性酶如细胞色素 c 氧化酶、Cu/Zn 过氧化物歧化酶、赖氨酰氧化酶、多巴胺 β-羟化酶、单胺氧化酶等的辅助因子。与铁一样，铜对于基因组稳定性具有双向效应。

核苷酸作为染色体结构的基本单位，在 DNA 损伤修复过程中是不可缺少的；突变的或由于各种原因受损的基因片段如不及时被清除，并由新的正确的核苷酸替补，该基因就不能正常表达，结果会影响到人体的生理功能。尤其对于老年人和长期在辐射环境中工作的人群，机体氧化水平相对较高，相应 DNA 损伤的可能性就较大，如果机体核苷酸相对缺乏，DNA 损伤修复不及时，正常的生理功能就很有可能受到影响。

第三章 看基因，下菜单

14. 看不见摸不着的基因如何"显山露水"的

如果说，你感到基因还是一样看不见或摸不着的东西，那么它最终形成的蛋白质，则是与人们生命活动密切相关而且可感知的东西，这一过程就是基因表达。

那么，基因是如何指导制造出蛋白质呢？基因原来是两股 DNA 链的双螺旋结构所组成，它在行使功能前，先要解开，暴露出单链，其中一条是有功能的链，叫做正链。这条 DNA 正链，可以通过一系列酶的作用下，按它的核苷酸 A、T、G、C 的序列，合成一条 RNA 互补链。这条 RNA 链由 A、U、G、C 四种核苷酸所组成，它的序列恰好和 DNA 链的核苷酸序列"互补"。如果 DNA 上是 AGCTCCG…根据核苷酸的配对原则（A→U，T→A，G→C，C→G），则 RNA 上的相应序列是 UCGAGGC…这样，把 DNA 上包含的"信息"传递到它对应的 RNA 链上去，而且是精确无误。这一过程，正像一盘磁带用录音机录到另一盘空白磁带上去，我们因此称它为"转录"，唯一的差别就是母带上的信息是 DNA，子带上信息已转为 RNA，但是它携带的遗传信息则是正确无误。接下来，RNA 上所持有的信息，通过三个核苷酸决定一个氨基酸的原则，通过细胞质中一套"机器"可以把 RNA 的序列翻译成按一定的氨基酸序列排列的多肽，于是具有特定功能的蛋白质形成了。

这样，基因（DNA），通过"转录"成 RNA，最后由 RNA"翻译"成蛋白质。基因通过转录、翻译最后生产出蛋白质，这个全过程称为"基因表达"。而基因表达的最终产物是蛋白质。人之所以能生长发育、健康生活，正是靠许许多多基因在表达它各自的蛋白质。比如，人没有血红蛋白，就不能生存，如果血红蛋白的基因（珠蛋白基因）先天出了毛病，就成为遗传病。而现代社会高发的恶性肿瘤、高血压、糖尿病和老年痴呆都是基因发生了故障，但是，有多少个基因以及是哪种或哪些基因出了故障人们还不清楚。这正是当前以及未来科学家们需要研究的内容，也可能在若干年后，这些基因将被全部研究清楚，将成为医学历史上的一次重大变革。

15. 营养素，基因表达的开关按钮

表现型是基因型与环境因子共同作用的结果，而营养物质作为一种重要的外界环境因子对遗传和变异必然产生一定的影响，营养物质作为一种调控物或调控因素通过多种途径，在多水平上对生命活动中的基因表达进行的调控，犹如电源的开关按钮。营养学不仅可以为人类和养殖动物制定满足生长发育和繁殖的营养膳食方案，还可以通过建议一些营养素的适当摄取量来促进有利于健康基因的表达，而抑制与疾病相关的基因表达。营养素虽然不能改变一个人和动物的最终遗传学命运，但它可以改变这些遗传学命运特征出现的时间框架。因此，营养素-基因相互作用的认识对提高人类的健康水平具有重要意义。

几乎所有的营养素对基因的表达都有调控作用，包括蛋白质、氨基酸、碳水化合物、脂肪酸、胆固醇、矿物质和维生素，它们对基因表达的调控途径又是各有特性；植物化学物也表现其复杂的调控作用。在正常生理状态和生理剂量下，这些营养素对机体基因表达的调控，无论是正向或反向、激活或抑制，都是为了满足机体正常生理需要、维持健康而发挥作用。然而，一旦机体处于亚健康、疾病状态或具有特殊的遗传易感，或是摄入的某些营养素缺乏或过量，

这些原本维持健康的营养素可能会变为一种致病因素。如高糖饮食对于糖尿病、牛奶对于乳糖不耐症、高胆固醇对于冠心病、叶酸缺乏对于高同型半胱氨酸血症等。因此，一种营养素并不总是表现绝对的营养学意义，在适当的时机，还可表现毒理学意义。

营养素本身或其代谢产物可作为信号分子，作用于细胞表面受体或直接作用于细胞内受体，从而激活细胞信号转导系统，并与转录因子相互作用激活基因表达，或直接激活基因表达。营养物质对基因表达的作用途径主要有：

(1) 营养素直接进入细胞质或核内，调节基因表达：一些矿物元素、维生素和甾醇类激素以此种方式参与基因表达的调控。

(2) 营养素通过其代谢产物介导基因表达调控：脂肪酸通过中间代谢产物脂肪酰辅酶 A、维生素 A 通过视黄酸来介导调控基因的表达。

(3) 营养素通过激素介导基因表达调控：糖类和氨基酸主要通过激素来介导对基因表达的调控。

16. 矿物元素与维生素如何调控基因表达

矿物元素与维生素不仅维持着基因组稳定性，还对基因表达具有精细的调控作用，详见下表。

矿物元素与维生素对基因表达的作用

营养素	基因	作用效果
视黄酸	视黄酸受体及其它蛋白	促进转录
维生素 B_6	类固醇受体	降低转录
抗坏血酸	胶原蛋白原	促进转录和翻译
维生素 K	凝血酶原	促进转录后谷氨酸残基的羧化
钾	醛固酮合成酶	促进转录
锌	锌指	使顺反调节因子结合到特异DNA结合位点
铁	铁蛋白	与铁蛋白 mRNA 结合后启动翻译
叶酸	DNA，RNA	促进嘌呤和嘧啶的合成
维生素 B_{12}	DNA，RNA	促进嘌呤和嘧啶的合成
维生素 B_1	所有基因	作为 TPP 的组成部分，参与生物能的代谢
维生素 B_2	所有基因	作为 FAD 的组成部分，参与 ATP 的生成
烟酸	所有基因	作为 NAD 的组成部分，参与 ATP 的生成
维生素 B_6	所有基因	促进嘌呤和嘧啶的合成
维生素 D	钙结合蛋白	促进转录
维生素 E	所有基因	保护 DNA，防止自由基的破坏

17. 营养素、基因和疾病三者的关系如何

在人类进化时，由于人体与各个大陆上的食物交

互作用，人类自我选择了一些自然出现的变异。当食用高热量和高脂肪的西式食物时，有些人群具有的变异会加速疾病的发生，而非改善健康。有许多例子可以说明某种文化与某种饮食的不匹配。例如，在第二次世界大战之后移民美国的日本人的胆固醇水平大大上升；阿拉斯加因纽特人的新陈代谢机制原本适合于整天东奔西跑寻找高脂肪食物，但在他们住进有暖气的屋子、靠雪上机动车旅行之后，却发生了生理变化，现在，因纽特人的肥胖、糖尿病以及心脏病的发病率很高。东非肯尼亚和坦桑尼亚的狩猎民族马赛人出现的健康问题，则是在他们放弃了传统的肉、血和奶饮食，并改吃玉米和大豆之后出现的。因此，在人类进化过程中出现的一些疾病，如先天代谢性缺陷、糖尿病、肥胖、心血管疾病、神经退行性疾病、炎症和肿瘤等，其发生一定程度上是由营养素与基因相互作用的结果，但两者相互作用的方式不同，在疾病发生中所起的作用亦不相同。

有研究者将营养素、基因和疾病三者的关系归为以下五种模型：

（1）在模型 A 中描述的情况是基因型决定了某种营养素是危险因素，然后该种营养素才导致疾病。

（2）在模型 B 中营养素可直接导致疾病，基因型不直接导致疾病，但可在营养素导致疾病过程中起促进或加重作用。

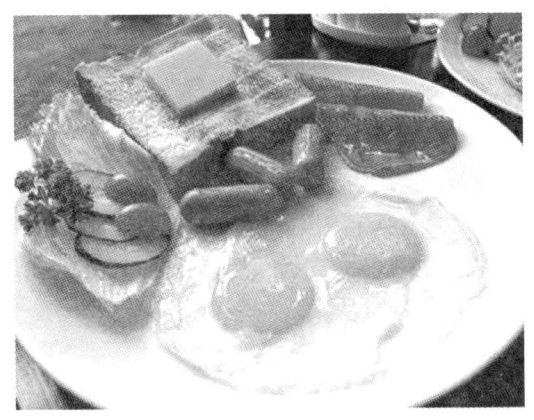

（3）在模型C中基因型可直接导致疾病，营养素不直接导致疾病，但可在基因型导致疾病过程中起促进或加重作用。

（4）在模型D中营养素与基因型相互作用，共同导致疾病，而且两者均是导致疾病危险性升高所必需的。

（5）在模型E中，营养素和基因型均可单独影响疾病的危险性，若两者同时存在，可明显增加疾病危险性（与单一因素存在相比）。

这些模型可使人们更好地理解营养素与基因在疾病发生中的作用。例如苯丙酮尿症是符合模型A的典型例子。患有该病的个体，体内编码苯丙氨酸羟化酶的基因突变，导致该酶缺乏，不能将苯丙氨酸代谢为酪氨酸而造成苯丙氨酸在体内堆积，进而引起疾病。因此该酶的基因突变决定了苯丙氨酸是危险因

上篇 看着基因下菜单——未来餐饮新模式

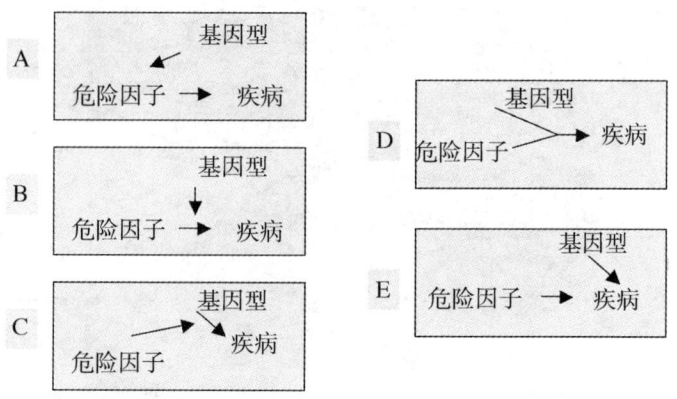

环境因素与基因相互作用的五种模型

［引自：孙长颢. 分子营养学（下）. 国外医学卫生学分册. 2004，31（3）：133］

素，苯丙氨酸可直接导致疾病。符合模型 D 的例子是葡萄糖-6-磷酸-脱氢酶缺乏所导致的疾病。该酶缺乏时，如果不吃蚕豆不会发生溶血性贫血；该酶不缺乏时，即使吃了蚕豆也不会发生溶血性贫血；只有该酶缺乏而且还吃了蚕豆的个体才会发生严重的溶血性贫血。

通过以上模式图，能够很好理解先天代谢性缺陷的发病机制，因为这种疾病多为单基因突变所导致的单基因疾病，营养因素与基因相互作用的方式及分子机制已经非常清楚，是营养因素与基因相互作用导致疾病的典型范例。而针对更多的多基因疾病如肥胖、糖尿病、高血压、骨质疏松、冠心病等和其它与基因关系尚未阐明的疾病的发病过程，营养因素与基因相互作用的机制十分复杂，并不能简单地利用上述模式图进行阐释。

18. 解密美国黑人和芬兰人易患高胆固醇血症的原因

与其他种族相比，美国黑人和芬兰人更容易出现高胆固醇血症，这是什么原因呢？其实这就是从基因的角度探索饮食对人体健康影响的典型例子。

在高脂血症、动脉粥样硬化及心脑血管疾病方面，不同表型的载脂蛋白，可影响血脂代谢和利用，对于疾病发生起重要作用。载脂蛋白 E 对于调节胆固醇起着重要作用。

编码载脂蛋白 E 的基因有三个变异，分别被标识为 E2、E3、E4。这就产生载脂蛋白 E 的三种不同表型。由于载脂蛋白 E 不同表型与受体的结合活性不同及自身在体内的代谢速率存在明显差异，以及载脂蛋白 E 不同表型还可影响肠道对胆固醇的吸收率，因此载脂蛋白 E 不同表型可影响血脂水平及心脑血管疾病的发病率。

载脂蛋白 E4 携带者易出现高胆固醇血症。美国黑人、芬兰人冠心病患病率较高，其携带载脂蛋白 E4 基因的频率也较高，而携带载脂蛋白 E3 等位基因的频率较低。因此认为载脂蛋白 E4 基因型携带者有易患高胆固醇血症和冠心病的倾向。

估计全世界共有 15%～30% 的人含有变异基因

载脂蛋白E4。它不但增加患冠心病和糖尿病的风险，还会大幅"扩大"吸烟和饮酒的危害性。吸烟的确对人体有害，但对那些有载脂蛋白E4变异基因的人而言，这种危害尤为严重，香烟几乎就是"杀手"。因此，建议携带载脂蛋白E4变异基因的人应该禁烟、禁酒、参加运动、食用低饱和脂肪食物，如果能做到这些，他们同样也能够远离与E4关系甚密的心脏病的困扰。

19. 为何不同个体对叶酸需求不同

高同型半胱氨酸血症在胎儿期可致神经管缺陷，在儿童期可致严重的心理发育迟缓，在成年时期是心血管疾病的一个独立危险因素。补充叶酸可以有效防止高同型半胱氨酸血症发生。

编码亚甲基四氢叶酸还原酶（MTHFR）的基因多态性与高同型半胱氨酸血症发生密切相关，此酶催化5,10-亚甲基四氢叶酸还原为5-甲基四氢叶酸，同时脱去一个甲基供体给同型半胱氨酸，合成蛋氨酸。MTHFR基因第677位的碱基发生了由C→T的突变，同时此突变导致该基因所编码的MTHFR中的氨基酸产生Ala（丙氨酸）→Val（缬氨酸）的改变，这种突变增加酶的热不稳定性，使其不能与MTHFR反应中的辅酶（FAD）结合，使该酶活性降低，从而使同型半胱氨酸向蛋氨酸的转化发生障碍，导致体内同型半胱氨酸浓度增加。

补充叶酸可降低血浆同型半胱氨酸水平。T基因型人群应该比一般人群摄入更多的叶酸，以预防心血管疾病的发生和保护心血管疾病患者的靶器官。

20. 营养与代谢解毒有何关系

代谢解毒是又一种有关营养因素与基因相互作用的例子，并且通常不为营养学领域研究者注意。

对于摄入的一般有毒物质，机体可以通过代谢解毒来抵抗有潜在损伤作用的有毒物质，这是一个复杂过程，几乎机体的每个器官都有特定的代谢酶参与其中。编码这些酶的信息蕴藏在遗传物质中，由于遗传因素，每个人的解毒能力不同，正常个体对某种毒素的解毒能力有3～5倍的变化幅度。

人们更多注意到个体对药物的解毒能力，携带特定遗传因素的人对各种药物的解毒功能不完善，引起对这些药物的不良反应发生危险性增大。然而，人们每日所摄入的食物中一些营养成分，能影响机体对药物或毒物的代谢解毒能力。人们一生无时无刻都在接触毒性物质，对于这些难以避免的毒物，维持健康的关键在于机体如何在毒物造成损伤之前解除其毒性，解毒酶承担着重要职责，这些酶的合成取决于编码基因，而编码基因的表达程度极大地受营养因素的影响，如食物中的甘氨酸、泛酸、牛磺酸、半胱氨酸、谷胱甘肽和微量元素镁、硒、锌等，都能通过影响基因表达促进机体解毒功能。

在夏威夷不同种族人群的解毒能力研究中发现，个体之间解毒能力的差异几乎可达20倍以上，近1/3的变异与个体的饮食结构有关，解毒能力较高的维生素包括维生素C、维生素E和类胡萝卜素。生物类黄酮以不同形式存在于绝大多数植物性食物中，某些生物类黄酮具有更强的影响解毒酶系统的基因表达作用，如绿茶、红茶中含有的多种生物类黄酮，一些研究证实，生物类黄酮促进Ⅱ相解毒酶的基因表达，帮助修复解毒酶的平衡，减少部分解毒过程中生成中间物质的积累。

值得一提的是，某些特定的遗传性状是组成型的或保守的，它们的表达不易被调节。但仍有些特定的遗传性状是可诱导的，通过营养因素、生活方式和环境可以调节它们的表达。

21. 血型与性格有关，血型还与营养有关，您听说过吗

血型与性格分类之说已经流行了很多年，比如，认为O型血的人开朗活泼，AB型血的人内向沉默，

第三章 看基因，下菜单

A型血的人争强好胜，B型血的人淡泊乐天……其实迄今为止，尚无严格的科学研究证明血型与性格有必然的联系。然而，血型与营养的关系却有着科学的解释。

在营养因素与基因相互作用的研究中，较为有趣的现象是有关ABO血型和营养与疾病的关系。

1997年，Peter D'Adamo营养学博士指出，特定的血型抗原与特定的食物有反应，因为食物分子与存在于消化道细胞表面的、不同血型的抗原分子之间可以相互粘附。这种不兼容性导致机体对自身发起攻击，结果增加了多种疾病发生的危险性。

不同血型对于特定的细菌、蠕虫或阿米巴因子有不同的敏感性。例如，A抗原与肺炎双球菌感染有关，O型血与耶尔森菌感染则更密切相关。而覆盖有B抗原的组织与假单胞菌属、克雷伯杆菌属和大肠杆菌属细菌有更强的粘附力，使B型血者更易患这些细菌感染所引起的泌尿道炎症。饮食之所以在这些感染中起作用，不仅是因为被污染的食物含有这些感染源，更重要的是，食物中包含的一些物质能诱发细菌粘附或/和血型抗原发生有害反应，从而导致疾病的发生。植物血凝素是饮食中可以和覆盖于消化道表面的血型抗原反应的物质之一。

植物血凝素广泛存在于豆类及多种植物的种子中，烹调和食物加工不会破坏植物血凝素。其化学特性与血型相关抗原相似，可以和细胞表面的受体发生特异的结合。从某种意义上说，特定的植物血凝素可与分布于消化道的 A 或 B 抗原发生交叉反应。反应的结果可能是特异的，与食物的遗传敏感性相关，这种敏感性增加了入侵细菌与消化道内壁粘附的可能性，结果发生感染或加重免疫反应，从而导致消化道的炎症，甚至引起全身感染。也就是说，当个体暴露于潜在感染源菌中时，食物中的植物血凝素与 ABO 血型和疾病易感性之间的联系就进一步增强了。

  细菌的表面有抗原存在，这些抗原与 A 或 B 血型抗原及食物的植物血凝素之间发生交叉反应。这种关联提示，食物所含有的、与特定的血型抗原不兼容的植物血凝素，会增加细菌粘附于消化道表面的可能性，进而引发感染。大量的调节消化道免疫功能因子的存在，说明为什么有的人接触污染的食物后会发展为炎症，而有的人则不会。

  Peter 还指出，与 A 型、B 型、AB 型血人群相比，O 型血人群更容易与含植物血凝素的食物反应。当然，不能因此认为 O 型血者应该是荤食者，这仅仅提示对于特定食物的反应是个体化的问题。

  可见，不能简单把食物分为"好"或"坏"，而应针对个体独特的遗传需求来个体化调整人们的饮食。

22. 小孩吃饭挑食，父母先别动怒

小孩吃饭挑食，父母可先别动怒。研究结果显示，这种现象绝大部分与来自父母的遗传基因有关。

鼠类似乎不爱挑食，但一项研究发现如果它们的食物中缺少重要氨基酸，它们就会去寻找合适的食物。研究者已经发现了指导这种重要的挑食行为的分子途径。这是一项"奇妙"的研究，它解决了"饮食如何被大鼠的细胞感知的问题"，并有助于理解是什么让人们喜爱特定的食物，而避免其它的食物，这将有助于营养学家推荐健康的饮食并与肥胖作斗争。

另一研究显示一些学龄前儿童因为天生味觉比较敏感而吃饭挑食，尤其是不喜欢吃蔬菜，这些儿童之所以味觉敏感是缘于他们体内控制味觉，尤其是苦味基因发生变异，使得他们对于食物的味道十分敏感，哪怕蔬菜稍微有点苦就会一口都不吃。挑食儿童的家长应该意识到他们的孩子可能并不是故意挑食，而是在味觉上太敏感。挑食儿童的家长不应该急于试图把自己对食物的喜好强加在孩子身上。随着一个人年龄的增长，儿童对食物的喜好也会发生变化的，即使是基因的影响也并非不可改变的。家长们可以尝试把蔬菜做成沙司或是酱汁让挑食的孩子试着去吃；另外，因为烹制的过程可以减弱一些蔬菜本来带有的苦味，

这可能对于改善孩子的挑食习惯也有一些帮助。

23. 与血统有关的饮食结构

在每个人的遗传物质中，包含着一份精确的饮食和补充剂处方，但这份处方需要专门的营养基因研究员帮助翻译出来。

英国塞欧纳（Sciona）首席科学家葛瑞莫迪说，他自己的基因图谱显示他属于中风、心脏病、深层静脉血栓的高危险人群。他表示，自己有意大利血统，50％的意大利人有这样的遗传基因，相比之下英国只有5％～10％的人有这样的基因。为了降低风险，他必须多食用富含叶酸和维生素B_6、B_{12}的绿色叶菜、菠菜、全谷类和肝脏。他的基因分析也发现，他缺乏一种有助于身体排除致癌污染物的酶，这代表他吃了烧烤的食物后，体内不易自动排出烧烤产生的毒素，所以他必须多吃某种蔬菜，大蒜、橄榄油和意大利面也相当有用。

而在针对中国人基因进行分析后发现中国人的造血基因有缺陷，目前约有30％的中国人患有缺铁性贫血，数量惊人。因此中国人应该侧重铁、钙、蛋白质、叶酸和维生素C、D、B_{12}的摄入，以增强造血功能，防止感觉迟钝和气短现象的出现。此外，还可多吃富含维生素C的食物如柑橘、白菜、青椒、西瓜等，以提高身体对铁的吸收能力。

再例如，北欧人的后代极有能力消化牛奶，但东南亚人的后代则有可能对牛奶过敏。大多数哺乳动物中，一旦某个动物断了奶，其容忍乳糖的基因就关闭。人类也曾如此，但北欧一民族在大约1万年前的基因突变，为北欧人带来了能够适应营养丰富的牛奶的忍耐力。

24. 未来饮食的新模式

过去乃至现在，营养学家和医生常常建议红酒有助于软化血管，但它不见得就是能让人人受益的佳酿——换而言之，即便是一些常常饮用红酒的法国人，有时也会受到心脏病的困扰。心脏病专家常常例行公事般地建议人们食用低盐食物以控制血压。但事实证明这一建议对于一半的人群并不适用。而即便这种做法没有效果，它也不会对人体造成危害，所以医生们仍是乐此不疲地重复着这一建议。但是，有研究者认为告诉病人毫无效果的做法，对医生来说无异于撒谎；人类社会现在需要的是在基因型基础上做出的诊断。

看着基因下菜单，这并非天方夜谭。在揭示人类遗传密码顺序的人类基因组图谱成功绘制之后，一项以基因组为基础的营养学研究将给疾病治疗带来一场变革。将来，人们将可以根据各自的基因图制定一份个性化的食谱，以此防病治病。医生将可以做到根据病人的基因档案来判定他们具有罹患某种疾病的风险，并为他们制定相应的营养健康计划。有的人会被建议多吃花椰菜，有的人则可能会被给予其他的忠告。

试想未来某年，你坐在家中，用刮棒在口腔内轻刮，采集口腔组织细胞和唾液，再把样品和一张用于支付检查费用的支票寄给专业的基因组学实验室。在实验室里，研究人员用测序仪和质谱仪对样品作基因和蛋白质分析。两天后，实验室通过电子邮件给你发来了今后4个星期的建议食谱。通常，这种食谱看上去并不差：多吃三文鱼、菠菜，食用硒补充剂以及橄榄油、面包等。

25. 营养基因组学

人类基因组图谱绘制完成后，一项以基因组为基础的营养学研究将使人们有可能根据自己的基因图来制定一份个性化的饮食，以此防病治病，这就是营养基因组学。在每个人的遗传物质中，都包含着一份精确的饮食和营养补充剂处方，但这份处方需要营养基因组学研究员帮你翻译出来。

营养基因组学在几年前几乎还是一个不存在的领

第三章 看基因，下菜单

域。它的出现，并不意味着要完全推翻一个世纪以来人类社会提供饮食建议的价值，而是要帮助人们从最基本的层面了解健康是如何被基因和营养物质的相互作用所决定的。

营养基因组学模式的建立，是基于药物与基因相互作用的研究工作。后者的研究是揭示这样一个神秘的现象：为什么同样的一种药对某个人而言是生命救星，但在另外一个人身上则会产生致命的反应？而第三个人在服用后却根本看不出任何效果？但是通常情况下，基因与食物间的相互反应要复杂得多。一般而言，人们服用某种药物后会间隔一段时间，如果他被发现因为携带某种变异基因而产生不良反应，那就可以放弃该药或者改变剂量。但是，人们一生都在吃饭，且无需按照"处方"进食，大量的营养物质会进入人体。而新陈代谢包含着按照多种方式进行的不计其数的基因反应。

根据目前的了解，至少 150 种基因变异会增加患 2 型糖尿病的概率，300 种甚至更多种的基因变异与肥胖有关。这种现象可以比喻为：人们对于某种电器的开关往往能进行自如地掌控，但是，在一些人身上，即便你摁了"开关"，仍看不到"灯亮"，因为有一些别的我们并不了解的开关可能在起相反的作用。

关于新陈代谢中的基因反应，研究人员可能要花费多年才能绘制出一个清晰的"线路图"。但是，这并不能阻止用个性化营养配方来治疗疾病——从骨质疏松症到强迫性神经官能症——这一新型产业的发展。事实上，营养与基因反应图谱已经在一些方面显出雏形。比如，绿茶所包含的强有力的抗氧化剂被认为有助于减少心脏病和某些癌症的发作，但只有一部分妇女在饮用绿茶后表现出了减少乳腺癌发病的效果。美国南加州大学的一项研究发现，造成上述结果的一个重要原因与人体内的某一基因有关，该基因产生的甲基转移酶会降低抑癌成分的功效；而那些体内该基因出现变异的妇女，则会减少甲基转移酶的形成，从而能在饮用绿茶后受益匪浅。

这种根据个人基因特征而量身定做的食谱将具有难以抗拒的吸引力。如果你恰好是体内胆固醇水平不受饮食影响、总是保持正常的人群，那么你将能够继续享用火腿三明治，也不需要花钱吃什么多维片，因为它们对你来说用处不大。你只需补充需要的维生素，而且是以精确的剂量来补给。这种饮食干预还有可能通过推迟你易染的某些疾病的发病时间帮助你延年益寿。了解你的身体对营养的需求、帮助你对症饮食从而达到预防疾病、延长寿命的目的，这正是营养基因组学的承诺。

营养基因组学的研究前提很简单：饮食是许多慢性病的重要起因，几乎是三分之一癌症的起因。饮食中的化学物质能够改变一个人的基因甚至基因组的表达，而表达产物是各种蛋白质。其中的关键因素是，饮食对健康的影响力大小，是由一个人的基因组成所决定的。要理解这个观点并不困难，只需看看我们饮食之后经历的生物学过程。直到最近，大多数科学家还认为食物只有一个基本作用：它被新陈代谢以后为细胞提供能量。事实上，这种情况只发生在大多数、而非所有的食物化学物质身上，有些根本不被代谢，相反，它们在被消化的那一刻就脱离群体而成为配位体，即能与某些蛋白质结合的分子，这些蛋白质将一定程度地激活一些特定的基因。一个极不平衡的饮食习惯将把我们推向导致慢性病的基因表达，要想恢复平衡，必须使用某种量身定做的"智能饮食"。例如，大豆中有一种化学物质 genestein，这种物质能附于雌激素之上并调控基因。每个人可能具有的雌激素对 genestein 的反应非常不同，这有助于解释为什么吃同样食物的两个人，一个体重保持不变，另一个人则跟吹气球一样长肉。

当然，营养基因组学现在还只处于探索阶段，距离实际应用还有一段时间。但这门科学的出现标志着一个巨大的变化，即科学家们对付疾病的方式正在变化，与从前相比，科学家们现在更少从天性或抚养角度来寻找答案，而是更多地考虑营养与基因组学这一系统生物科学。

中篇
核酸营养存在的理由

第一章 核酸,小王国中的大国王 ············ 49
  1. 珍珠链般的核酸分子 ················· 49
  2. 核酸在细胞海洋中畅游 ··············· 50
  3. 分工明确的 DNA 和 RNA ············ 52
  4. 核酸是如何传递遗传信息的 ·········· 52
  5. 核酸与细胞的寿命有关吗 ············ 53
  6. 不断更新的人体细胞 ················· 54
  7. 核酸——蛋白质合成的"图纸" ······ 55

第二章 核酸,人体健康的遥控器 ············ 58
  8. 人体缺乏核酸有何危害 ··············· 58
  9. 母乳中的核苷酸——婴儿健康的保证 ··· 59
  10. 母乳中核苷酸的含量 ················ 60
  11. 母乳中核苷酸的作用 ················ 61
  12. 新生儿的肠道成熟离不开核苷酸 ···· 61
  13. 核苷酸对脂质代谢的影响 ··········· 63
  14. 核苷酸抗衰老吗 ····················· 64
  15. 核酸能提高人体的免疫力 ··········· 66
  16. 核酸与代谢综合征 ·················· 67

17. 核苷酸能改善记忆吗 …………………… 69
18. 核苷酸对神经细胞的营养作用 ………… 70
19. 核苷酸改善肝脏功能 …………………… 71
20. 核酸对肿瘤生长的影响 ………………… 72
21. 补充食物核酸有哪些营养作用 ………… 73

第三章 核酸，何从何去 …………………… 76
22. 人体核酸从哪里来 ……………………… 76
23. 什么是外源性核酸 ……………………… 77
24. 食物中的核酸能否被人体利用 ………… 77
25. 餐桌上的核酸 …………………………… 78
26. 哪些人适合补充外源性核酸 …………… 79
27. 吃了鱼的核酸，人会变成鱼吗 ………… 80
28. 核酸是营养素吗 ………………………… 81
29. 人类究竟有无必要补充外源性核酸 …… 81
30. 核酸的推荐摄入量 ……………………… 83
31. 核酸类药品 ……………………………… 83
32. 核酸类保健食品 ………………………… 85

第四章 痛风，是否核酸的错 ……………… 88
33. 痛风，古老而又现代的疾病 …………… 88
34. 痛风的发生 ……………………………… 88
35. 尿酸的形成 ……………………………… 90
36. 尿酸是废物吗 …………………………… 91
37. 痛风，是否核酸的错 …………………… 91
38. 食品中嘌呤含量 ………………………… 92

第一章 核酸,小王国中的大国王

1. 珍珠链般的核酸分子

核酸是构成人体细胞的一种生物大分子,它储存着生命的遗传信息,控制着蛋白质的生物合成,主宰着生物体的生长、发育、繁殖、遗传等生命活动。

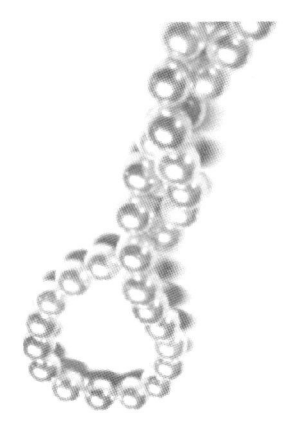

核酸分子主要是由 5 种基本化学元素组成,它们是碳、氢、氧、氮和磷,其中磷元素的含量达 9%～10%。这些元素构成了核酸的三大组成元件——含氮碱基、核糖和磷酸。一个碱基加上一个核糖就成为核

苷，再加上一个磷酸就成为核苷酸，也称单核苷酸。单核苷酸是构成核酸的基本结构单位，多数单核苷酸按一定顺序以核糖与磷酸根形成的磷酯键相连接，形成的化合物就是核酸。形象地说，一个核酸分子就像一串珍珠链，每个核苷酸就是一颗珍珠，维系核苷酸之间的化学键就是珍珠链间的穿绳，当然，一旦酶解断裂，核苷酸并不能发出大珠小珠落玉盘般的清脆悦耳之声。

　　碱基是环状化合物，又分嘌呤碱和嘧啶碱两种。核糖分子又有核糖和脱氧核糖之分，其中核糖分子为脱氧核糖的核酸称为"脱氧核糖核酸"，也就是常说的 DNA；核糖分子为核糖的核酸则称为"核糖核酸"，即 RNA。

2. 核酸在细胞海洋中畅游

　　核酸通常在细胞海洋中畅游，DNA 主要以染色体的形式游荡于细胞核内，RNA 则主要在细胞浆中。

　　细胞是构成生物体的基本单位。如果把人体比作一幢房子，细胞就像搭砌房子的砖块。房子的不同部位需要不同的砖块，人体不同器官的细胞种类也不完全相同。每个细胞是一个独立的"小王国"，它们都有细胞膜包裹着，有清晰独立的"国界"，细胞核就是王国的皇宫，而 DNA 核酸就是"大国王"，它有

第一章 核酸，小王国中的大国王

条不紊地安排着王国的一切事务。虽然"小王国"相对独立，但相邻王国之间又不断进行着信息交换从而维持一定程度的协调性。

人类的一条 DNA 展开有 1.7～1.8 米长，与碱性的组蛋白相结合后螺旋式地紧密折叠压缩，排列在每个细胞核中的 23 对（46 条）染色体上，称为核 DNA。另外，还有较少一部分存在于细胞浆的线粒体中，称为线粒体 DNA。它们分别肩负着不同的遗传使命，各自独立却又相互配合地指导着生命活动。

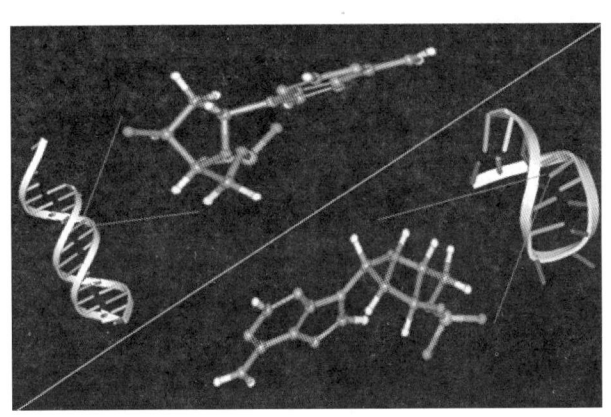

RNA 存在于细胞浆中，像分工明确、随时听候调遣的士兵，哪里需要工作它们就有序地活动起来。

3. 分工明确的 DNA 和 RNA

蛋白质是人体的重要组成成分，人体需要合成哪些蛋白质进行生理活动，是根据 DNA 所发出的指令，并由 RNA 具体执行合成任务的。简单地说，DNA 是制造蛋白质的设计师，RNA 则按照设计师的设计来制造蛋白质。可见，DNA 和 RNA 有着不同的化学组成和分工。

（1）组成 DNA 的戊糖是脱氧核糖，而组成 RNA 的戊糖是核糖。

（2）碱基分为嘌呤碱和嘧啶碱，其中嘌呤碱又可分为腺嘌呤和鸟嘌呤，嘧啶碱又可分为胞嘧啶、胸腺嘧啶和尿嘧啶。组成 DNA 的嘧啶碱中含有胸腺嘧啶，不含尿嘧啶，而 RNA 恰恰相反，含有尿嘧啶而不含胸腺嘧啶。

（3）DNA 一般存在于细胞核，少量存在于线粒体中，RNA 则存在于细胞浆中。

（4）DNA 是蛋白质合成的原始模板，RNA 起到"搬运工"的作用。

4. 核酸是如何传递遗传信息的

在生命最初的细胞——受精卵的 DNA 中，有一半来自于母体、一半来自于父体的遗传信息,并包含着调控细胞分裂、分化和生长所需要的所有信息。随着受精卵分裂,DNA不断复制并进入每个分裂后的子细胞中。如此循环往复,细胞数量不断增加,每个细胞中都含有整套的DNA,这样父母的遗传信息就通过核酸传递给了子代,这就是"龙生龙,凤生凤,老鼠的孩子会打洞"的原因。

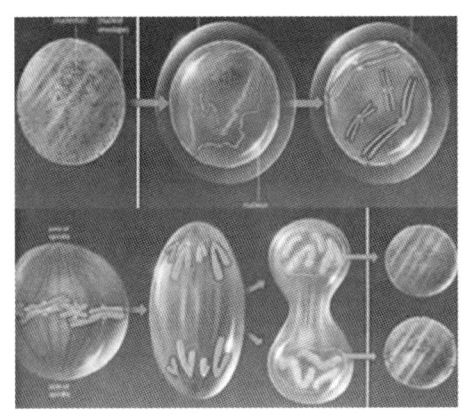

5. 核酸与细胞的寿命有关吗

人体不同细胞的寿命不同。

在人体细胞中分裂最旺盛的是小肠细胞,即使不吃含有蛋白质的食物,在粪便中也会含有一定量的蛋白质成分,其中几乎全部都是脱落的肠粘膜细胞和消化酶。在骨髓中制造的红细胞寿命只有120天,皮肤大约20天就更新一次，男性生殖器官中的精子和精液每天都会更新。头发每天都在生长，总共有10万根左右，每月生长0.8～1厘米，每个人根头发的生长长度累计起来每月能长1000米左右。

根据分裂活性的不同，人体细胞大致可以分成三类，第一类是分裂增殖活跃的细胞，如肠粘膜、骨髓、皮肤、生殖器、毛囊等的细胞；第二类是一般情况下不分裂，在损伤或切除后可以再生的细胞，如肝脏、肾脏等的细胞；第三类细胞是成年后便不再增殖的细胞，主要是神经组织的细胞。增殖活跃的细胞中DNA的合成都比较旺盛，需要有充足的核酸作为合成原料。肝脏、肾脏细胞在遭到意外伤害或功能下降时，患者从食物中摄取的核酸成分主要被用于组织修复所需的DNA的合成。

6. 不断更新的人体细胞

孔子曰：逝者如斯夫。这一刻的我不再是那一刻的我，万物如此，因为我们身体内的组织是在不断地更新修复的，而这种修复的功能正是仰仗我们身体内细胞的死亡和再生。我们的身体大约由60兆个细胞组成，这些细胞并不是每时每刻都是孤立不变的，它们一般都有一定的寿命，虽然不同细胞的寿命长短并不相同，有些差距还非常大。比如，我们的视网膜细胞每 10 天就要全部更新一次！红细胞的寿命只有 120 天左右！肝、胰、脾、肺的细胞寿命都在 400～500 天。

我们机体的细胞在不断重复着新生和死亡，平均每 200 天绝大部分的细胞几乎都被更换一次，也就是说一年前的你和现在的你从细胞的构成来说已经换了一个人。虽说如此，只是构成身体的细胞进行了更新，但是它们的结构依然是根据 DNA 的信息进行复制的，因此人不会感到变化。

7. 核酸——蛋白质合成的"图纸"

蛋白质是生命体的重要物质。在它的合成过程中，要接收来自 DNA 的遗传信息。但 DNA 是细胞核内的物质，而蛋白质却在细胞质中，DNA 这样的生物大分子是不可随意穿越核膜进入细胞质的。那么，细胞核内的遗传密码又是如何被带入到细胞质去的呢？研究发现，遗传信息首先由 DNA 传递给 RNA（核糖核酸），再由 RNA 传递给蛋白质。简单地说，DNA 是合成蛋白质的模板，RNA 作为"搬运工"，按照 DNA 的指令搬运合成蛋白质的原材料。有一位科学家把人体内生命基础物质的生理活动比喻为行驶中的汽车，蛋白质是汽车本身，而核酸则是开车的人。

中篇　核酸营养存在的理由

　　遗传信息为什么不直接把氨基酸运送到细胞中的DNA那里去合成蛋白质呢？科学家们认为，细胞中的DNA是生物传宗接代的根本，是遗传信息的"原件"，是一张宝贵的"绝密图纸"，千万不能遗失。所以，它只能锁在细胞核中，只允许复印和抄录，不允许带出。此外，细胞核内空间狭小，合成工程不宜在此进行。

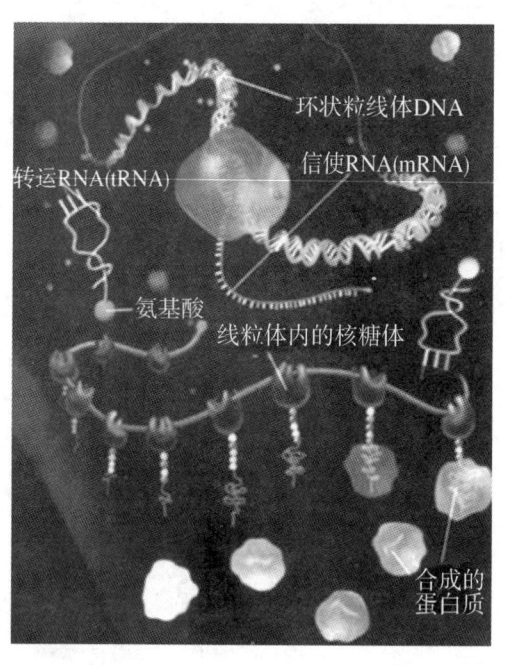

　　DNA在执行指挥生产蛋白质时，它的双链首先拆开，以其中一条链为模板合成mRNA，这个合成的过程是按照碱基互补原则进行的。转录后的mRNA

带有合成蛋白质的全部信息，然后离开细胞核，与细胞质中的小颗粒结合在一起，这个小颗粒叫"核糖体"。细胞中的蛋白质都是在这个小颗粒里合成的，因此可以说，核糖体是细胞中合成蛋白质的"车间"。

要把 mRNA 翻译成蛋白质，还需要一个"译员"，它也必须认识 mRNA 上的文字——遗传密码，以及蛋白质的文字——氨基酸。这个"译员"就是转运 RNA（tRNA），它的工作就是领着特定的氨基酸，来到核糖体那里与 mRNA "对号入座"，一个一个的氨基酸被不断地加长，直到完成整条肽链的合成。RNA 合成蛋白质的效率是惊人的，有的每分钟可以连接 1500 个氨基酸。

$$DNA \xrightarrow{转录} RNA \xrightarrow{翻译} 蛋白质$$

DNA 上的遗传信息先转录成 mRNA，在 rRNA 和 tRNA 的参与下，将信息再翻译成蛋白质。这就是遗传学中的"中心法则"。

一份原件（DNA），一张蓝图（从 DNA 长链上转录的遗传密码片段），一个信使（mRNA），一个车间（rRNA），一个译员和搬运工（tRNA），一条多肽链，当然还有做辅助工作的酶，这就是一个蛋白质合成。

第二章 核酸，人体健康的遥控器

8. 人体缺乏核酸有何危害

核酸是人体的重要组成成分，它通常通过编码蛋白质发挥着重要的生理作用，从这种角度来说，它犹如人体健康的遥控器。

人体因缺乏核酸而造成的危害，主要包括以下几个方面：

（1）免疫系统功能衰退：易受病毒感染发生感冒以及其它细菌性疾病等。

（2）血液老化：骨髓造血功能降低，出现贫血、白细胞减少、血小板减少等。

（3）肠胃老化：消化吸收功能降低，食欲减退，出现慢性腹泻、便秘等。

（4）骨折、伤口难以愈合，组织的再生功能降低等。

（5）性功能明显衰退：性腺分泌能力降低，精子产生能力降低，男性不育症等。

（6）毛发、指甲、皮肤老化：头发易脱落，指甲表面不光滑，出现纵向皱褶，皮肤干燥松弛、弹性差，出现皱纹、褐斑等。

（7）神经系统功能的衰退：神经衰弱、失眠、健忘、听力下降，严重者发生老年性痴呆、癫痫、帕金森病（震颤性麻痹）。

（8）基因自主修复功能衰退，基因受损可导致癌症；发生高血压、脑血栓、冠心病等心脑血管病；出现糖尿病、关节炎等。

（9）发育不良，体质虚弱，时时感到困乏，极易疲劳，懒于行动等。

9. 母乳中的核苷酸——婴儿健康的保证

中国有句俗语："金水、银水，不如妈妈的奶水"。母乳是婴幼儿最理想最天然的营养食品，世界卫生组织也在世界范围内提倡母乳喂养。母乳喂养的优点是多方面的，在婴儿免疫系统方面，母乳喂养较牛奶喂养的婴儿免疫系统发育更为完善，其中一个重要原因就是与母乳中含有适量的核苷酸有关。

体重3千克的新生儿每天从母乳中获取的核酸量约为100毫克，核苷酸为10～20毫克。一般新生儿一天大约需要480毫克核苷酸，其中1/4从母乳中获得，3/4是自身肝脏、肾脏中合成的核酸。实际上，从母乳中获取的这1/4核酸对婴儿的健康有着极其重要的作用。研究显示，奶粉喂养的婴儿在健康方面比母乳喂养的婴儿差,如果在奶粉中添加与母乳相当量的核酸,婴儿的健康问题可以得到解决。

另外,在断奶时期,从母乳中获取的核苷酸等免疫物质开始减少,孩子在这个年龄段又开始东摸西摸,开始接触细菌,病菌就有了乘虚而入的机会。这时,我们建议选用能提高宝宝免疫力的优质配方奶粉来衔接母乳。

10. 母乳中核苷酸的含量

人体主动再合成核苷酸主要在肝脏内进行,再合成核苷酸需要大量的能量。补救途径是利用核苷酸碎片或外源性核苷酸形成新的核苷酸,这只需少量的能量。与此相适应的是母乳中含有大量的核苷酸。非蛋白氮占母乳中总氮的30%,而游离的和细胞内的核苷酸氮占非蛋白氮的2%～5%。母乳中核苷酸能满足婴儿早期快速生长对饮食中核苷酸增加的需要。在哺乳期的第5～8周,母乳中的DNA含量为10～120mg/L,RNA的含量为100～600mg/L。

母乳中尿苷一磷酸(UMP)、鸟苷一磷酸(GMP)、尿苷二磷酸(UDP)、腺苷二磷酸(ADP)和鸟苷二磷酸(GDP)的含量在产生3个月内变化很小。而牛乳中的核苷酸的含量很少,不能满足婴儿快速生长发育的需要。因此,有人认为对于婴儿尤其是新生儿，核苷酸应作为半必需营养素，以满足大量DNA和RNA合成的需要。

11. 母乳中核苷酸的作用

（1）增强免疫功能，加强婴儿对疾病的抵抗力。
（2）促进婴儿肠内双歧杆菌增殖。
（3）改善脂质代谢。
（4）提高记忆力和学习能力。
（5）增加婴儿体内的有益胆固醇，减少有害胆固醇。
（6）促进肠粘膜增殖并提高功能。
（7）改善过敏症。

12. 新生儿的肠道成熟离不开核苷酸

新生儿的肠道发育极不成熟，时常受到外界的干扰使功能发生障碍。研究表明，肠道的发育受营养和激素因子的影响。Leleiko等发现核苷酸对肠道的发育起重要作用。肠道合成核苷酸的能力很有限，而新生儿期由于生长发育迅速，其合成核苷酸的能力更难满足机体的需要。当给大鼠尿嘧啶拮抗剂（6-巯基嘌呤）或不含核苷酸的食物时，大鼠小肠RNA的含量明显下降。提示在缺乏核苷酸时小肠细胞不能合成

RNA,同时在人和动物的饮食中作为必需氨基酸的亮氨酸在核苷酸缺乏时被用于提供氮原子来合成核苷酸,因此外源核苷酸能起到节约氨基酸尤其是亮氨酸的作用。

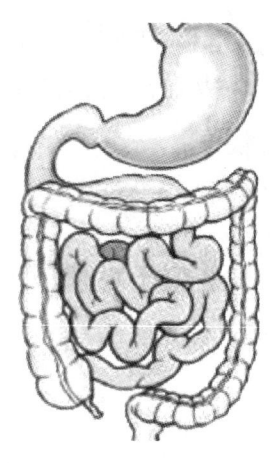

核苷酸对于肠细胞的营养作用在添加一种核苷酸时并没有显示出来,而是在添加与母乳等量或4种核苷酸时才出现明显的作用。说明细胞生长和基因表达需要平衡的核苷酸池来合成DNA/RNA。然而,培养肠细胞最佳的核苷酸组成和含量仍有待研究。

饮食中限制核苷酸会导致肠粘膜和肠壁变薄,并使脂质堆积。用添加核苷酸的配方乳喂养的婴儿粪便中双歧杆菌占优势,和母乳喂养的婴儿的粪便菌群相似。而未加核苷酸的配方乳喂养的婴儿,粪便菌群以肠道杆菌为主。说明核苷酸在体内能刺激双歧杆菌的生长。与未添加核苷酸配方乳比较，添加核苷酸的配方乳能降低婴儿腹泻天数，减少婴儿腹泻发生人数。这可能与核苷酸促进肠道的正常发育、成熟和修复有关。

13. 核苷酸对脂质代谢的影响

脂蛋白在机体的物质转运方面所起的作用主要是转运甘油三酯和胆固醇。在给大鼠核苷酸饮食的实验中发现，大鼠血浆极低密度脂蛋白（VLDL）和高密度脂蛋白（HDL）浓度增加。人工喂养的足月新生儿添加核苷酸后也发现血浆 HDL-胆固醇浓度增加。在对两组早产新生儿生后一周内喂含有核苷酸不同的配方乳，结果喂核苷酸组早产儿血浆脂蛋白增加、血浆脂化率增加，而总胆固醇的浓度无变化。脂蛋白浓度改变主要是前脂蛋白浓度增加。可以说饮食中添加核苷酸能促进新生儿，尤其是早产儿脂蛋白的合成或分泌。Boza 等用核苷酸对大量血浆脂肪酸的影响进行了研究。结果表明核苷酸有明显的降低血浆脂肪酸，特别是 n-6 和 n-3 系列单不饱和脂肪酸和多不饱和脂肪酸（PUFA）的作用。

饮食中核苷酸影响脂蛋白代谢的可能机制是核苷酸能促进前脂蛋白的合成。另外，在新生大鼠发现核苷酸能够促进磷脂物质的合成。核苷酸对脂肪酸代谢的影响可能是调节多不饱和脂肪酸的结果。

14. 核苷酸抗衰老吗

RNA 聚合酶在体内的作用是促进 RNA 的合成。随着年龄的增长,体内的 RNA 聚合酶活性并不升高,但红细胞内的核糖核酸抑制因子(RI)活性显著下降。与此同时,血清中的酸性及碱性核糖核酸酶(RNase)随年龄增加而上升,而 RI 的作用恰恰是抑制核糖核酸酶的活性,从而减少 RNA 特别是 mRNA 的降解,使 mRNA 发挥更大的作用,合成更多的机体所需要的蛋白质。以上说明老年状态下核酸分解增强,因此补充核糖核酸是必要的。当机体合成核酸的能力降低,而饮食中的核酸又补充不足时,即表现生理功能的衰退和老化,胚胎学家指出细胞核的移植可使衰老的细胞恢复活力。国外已有报道服用一定时期的核酸后身体功能得到全面的恢复。

红细胞中的 RI 活性随年龄增加而下降,而血清中的酸性和碱性 RNase,随年龄的增加而上升,这两者都是表示生命衰老的良好指标。RI 是存在于细胞可溶部分的一种糖蛋白,分子量 50000,在细胞内和碱性 RNase 结合成复合物,使 AKR(alkaline RNade)处于潜伏状态,活力受到抑制。从而使 RNA 避免遭受分解,延长 mRNA 半寿期,以增加蛋白质的生物合成。在体外合成蛋白质的系统中加入 RI 可使蛋白质合成达 70%～80%，对增加大分子蛋白质的合成尤为显著。Kraft 于 1970 年报道，在各种不同的组织中 RI 随衰老而显著下降。RI/AKR 下降，说明 RI/AKR 可以作为衡量生物衰老的指标之一。高比率的 RI/AKR 说明细胞液中 RNA 处于积累状态，而低比率的 RI/AKR 说明 RNA 处于高分解状态。

　　核酸的代谢变化是随年龄的增加分解代谢增强，RI 的活性下降使处于抑制状态的 RNase 成为活性的游离状态，加速了对 RNA 的降解作用，故使蛋白质合成减少，所以生物体出现衰老征象。因此，补充核酸能增加红细胞的 RI 水平，进而增加对细胞内 AKR 的抑制，保护 RNA 特别是 mRNA，增加蛋白质的合成，延缓机体的衰老。

　　关于补充核酸防止衰老的问题目前尚无临床实验的根据，但国外民间已掀起了"核酸抗衰老热"。至于添加核酸对改变老龄状态下的核酸代谢作用机制，以及消化道消化以后起作用的是核酸还是核苷酸等水解产物，还有待于进一步研究。核酸没有组织特异性，故从胎盘提取的核酸与从人的其它组织提取的核酸均相同。因胎盘中的核酸含量非常丰富，故认为是外源性核酸的良好来源。

15. 核酸能提高人体的免疫力

从核酸对机体各个系统影响来看，免疫系统是最敏感也是最直接受影响的系统。尽管机体能够利用小分子物质从头合成核酸，但免疫系统必须有外源性核酸才能维持其正常功能。由于免疫系统作为机体与外界联系的门户，具有"卫士"作用，它与其他系统组织相互作用，在维持机体内稳定中起积极作用，致使许多学者致力于研究核酸对免疫系统的影响并获得了相对丰富的资料。

（1）对细胞免疫的影响：核酸是维持正常细胞免疫的必需营养物质。淋巴细胞受抗原刺激活化后对核酸的需求增加，而淋巴细胞由于没有从头合成核酸的能力，必须依赖摄入的核酸为其活化提供能量及前体物质，其增殖与细胞内核苷酸库水平增加以及细胞膜上大量核苷跨膜转运蛋白表达相平行。总结有无核酸饮食的对比研究，证明核酸对细胞免疫有以下影响：①增加化学抗原、细菌抗原等引起的迟发型超敏反应强度。②增强同种抗原诱导的淋巴细胞增生。③营养不良及饥饿诱导的免疫抑制时，补充核酸可以恢复正常的免疫功能，而补充蛋白质则不能起到相似的效果。④核酸饮食可以增强巨噬细胞的吞噬能力。无核酸饮食实验动物的巨噬细胞超氧化物产量少于核酸饮食组的相应产量。⑤增强对金黄色葡萄球菌及白色念珠菌的抵抗力。⑥增加自然杀伤细胞活性。⑦增加增殖的脾淋巴细胞白介素-2的表达。

(2) 对体液免疫的影响：无核苷酸饮食时小鼠和人对T细胞依赖性抗原的特异性抗体反应明显下降，脾分泌IgM和IgG的细胞数减少，对非T细胞依赖性抗原的反应以及非特异性多克隆B细胞活化无影响，补充RNA可专一性逆转这种抗体细胞数的减少，如用核糖核酸酶处置，则无此作用。多核苷酸通过与T细胞或其他谱系细胞表面分子的相互作用调节体液免疫，在有抗原刺激时能够抑制非特异性T细胞的活化。肠道相关淋巴组织能够引发和调节T细胞发育，起胸腺类似物作用，核酸对外周免疫的作用可能部分通过肠相关淋巴组织介导，但机制不清。目前对老龄鼠作用的研究涉及很少，仅见Ameho等通过低蛋白饮食造成的早老小鼠模型实验，发现添加核酸可恢复其正常免疫功能。在机体增龄性的不同免疫功能状态下，核酸的具体作用如何有待深入研究。

16. 核酸与代谢综合征

营养均衡、代谢平衡是维系人体健康的必要条件。机体之所以保持内环境的相对稳定和代谢过程的正常进行,是由于体内存在着一整套对代谢变化进行调控的系统。高等动物和人体存在着三个水平的代谢调节作用——细胞水平调节、激素调节和整体调节。人体除了细胞调节、内分泌腺所分泌的激素调节之外,同时具有功能复杂的神经系统,中枢神经可通过神经递质直接影响效应器或影响某些激素的分泌,再通过各种激素的互相协调而对整体代谢进行综合调节。机体如果在某个水平代谢调节失衡或整体调节发生紊乱,则会出现代谢异常,甚至引起疾病。

最新的研究表明,高胰岛素抵抗和高胰岛素血症同多种代谢疾病相关,是产生糖尿病、高血压、动脉硬化、冠心病的"共同土壤"。1988年,美国人Peaven根据这一系列代谢异常现象,统一将其命名为代谢综合征,具体包括高血压、肥胖、高胰岛素血症、糖耐量异常、血脂升高等一系列异常代谢的疾病,可直接导致严重心血管疾病的发生,并造成死亡。随着人口老龄化及膳食结构的变化,这类疾病的防治日显重要。如果完全依赖药物,不仅治疗不便,而且随之产生的肝、肾损害不容忽视。

核酸及其降解物是体内多种代谢途径的重要辅酶的结构组分,如辅酶A(CoA),它们控制着重要的代谢途径的变构效应。核酸的中间代谢产物三磷酸腺苷(ATP)、二磷酸腺苷(ADP)参与能量代谢,尿嘧啶核苷三磷酸(UTP)参与糖代谢,胞嘧啶核苷三磷酸（CTP）参与脂代谢，鸟嘌呤核苷三磷酸（GTP）参与蛋白质的生物合成等。

ADP可以增加胰岛素与受体的亲和力，有利于葡萄糖进入细胞膜转化为糖原。正常人血流中的葡萄糖（血糖）保持着动态平衡，这主要依赖于胰岛素的作用。当血糖升高时，胰岛素分泌增加，与人体细胞膜上的胰岛素受体结合，打开了葡萄糖进入细胞的"大门"，血糖进入细胞内被氧化，供给机体能量，血糖降低。对于2型（即非胰岛素依赖型）糖尿病而言，患者体内的胰岛素并不低，但是胰岛素受体不敏感，抵抗胰岛素，使胰岛素不能与受体特异性结合，就不能打开葡萄糖进入细胞的"绿色通道"而产生高血糖。糖尿病患者由于细胞内糖的缺乏使细胞供能减少，就必须调动大量脂肪氧化分解，使血浆胆固醇升高，造成高脂血症。血脂增高，血液粘滞性增高，血液不畅，沉积在血管壁则造成动脉粥样硬化。

在核酸充足的情况下，糖与脂肪的代谢经过神经及内分泌的调节能够趋于动态平衡，而且互为转化，这种调节的及时性和有效性有利于预防和缓解糖尿病、高血脂、动脉硬化的产生与恶化。

17. 核苷酸能改善记忆吗

动物实验表明，补充食源核苷和核苷酸可以减少与老化相关的认知和记忆损伤。体现在老龄鼠认知、记忆功能实验得分的提高，脑细胞空泡化数量显著减少，脑组织脂褐素沉积明显减少。脂褐素是过度氧化的标志物，脂褐素的沉积表示自由基过氧化物活力的过度，脂褐素在中枢神经组织沉积就会造成认知和记忆损伤。研究发现，补充核苷和核苷酸对实验鼠的脑组织各个部位都有防止脂褐素沉积的作用。

分析其原因可能有如下几条：①由于脑组织核苷酸从头合成能力不足，它依赖肝脏经补救途径提供核苷和核苷酸。随着年龄的增加及肝脏功能的降低，从肝脏提供给脑的核苷和核苷酸相对不足，外源性的补充可以在一定程度上弥补这一不足。②核苷和核苷酸具有很强的抗氧化作用，能够在某种程度上减弱脑组织的氧化损伤。③研究显示，食物核苷酸可以影响大脑皮层的脂代谢，增加皮层磷脂酰胆碱的含量，从而增强认知功能。

18. 核苷酸对神经细胞的营养作用

已经证实细胞外嘌呤碱及嘧啶碱具有神经递质及调质的作用。有报道指出，鸟嘌呤核苷、腺嘌呤核苷及其相应的5-磷酸衍生物均可刺激体外鸡脑星形胶质细胞的增生及DNA的合成。此外，ATP和腺苷可刺激人脑星形胶质细胞的合成增加3～10倍。1997

年，Yamamoto 等对小鼠的研究表明，核苷酸和核酸有益于大脑的功能。饲料中添加核苷酸和核酸对记忆衰退和衰老加速的鼠以及患痴呆症的鼠能提高记忆力。所以对神经系统形成、功能成熟以及损伤后的修复再生，补充外源性核苷酸是很有必要的。

19. 核苷酸改善肝脏功能

核苷酸参与调节肝脏的蛋白质合成，维持并改善肝脏功能。

肝脏是从头合成核苷酸的最主要器官，1994 年，Novak 等在断奶仔鼠饲料中添加核苷酸，发现试验组肝中胆固醇和磷脂含量显著高于对照组，然而肝中的脂肪酸组成和磷脂分配并不受影响。Gil 等于 1988 年证实，口服核苷酸补充剂在一定程度上能缓解使用乙硫胶导致的肝损伤和肝硬化。1995 年，Lopez 等报道，核苷酸缺乏使大鼠肝内嘌呤和嘧啶核苷酸的含量显著降低，肝内 DNA 含量持续下降，肝脏功能紊乱，但老年大鼠不受影响。饲料核苷酸对肝脏 RNA 也有影响，还同时影响肝脏的能量代谢。

目前市场上成熟的核酸类药品多是针对治疗各种肝脏疾病的。

20. 核酸对肿瘤生长的影响

细胞凋亡是细胞的一种生理性、主动性的"自觉自杀行为",犹如秋天片片树叶的"凋落"。由于这些细胞死得有规律,似乎是按编好了的"程序"进行,所以又称为"程序性细胞死亡"。而癌症的发生正是由于癌细胞逃避了细胞凋亡的机制而变得"永生"。采用"细胞凋亡疗法"治疗癌症已经成为抗癌研究的主要方向。

Schrier 等发现细胞外的腺苷明显增强小鼠神经瘤细胞(NIE-115)内半胱氨酸激酶活性,引起细胞凋亡;而核苷转运蛋白的抑制剂(uridine)可完全抑制半胱氨酸激酶活化,提示细胞内腺苷可能是细胞凋亡的关键因素。该研究又追踪了腺苷在细胞内的代谢过程,证明腺苷激酶抑制剂(AMDA)可对抗腺苷诱发的半胱氨酸激酶活性的增加;而腺苷脱氨酶抑制剂($2'$-deoxycoformycin)则加剧腺苷的凋亡作用,进一步揭示腺苷的细胞内代谢产物 AMP 可能直接触发了细胞的凋亡过程。AMP 是细胞凋亡的诱发因素,并且与 p53 抑癌基因的作用途径有关。因此可以认为,核酸能够成为正常细胞的营养,而不易成为癌细胞的营养。也就是说核酸可以促进正常细胞的新陈代谢,也可以促使癌细胞走向灭亡。

21. 补充食物核酸有哪些营养作用

核酸的营养作用是通过改善各细胞的活力而提高机体各组织、器官和系统的自身功能、自我调节能力，达到最佳综合状态——动态生理平衡。许多研究证明补充食物核酸有以下作用：

（1）提高免疫力：核酸是维持正常免疫的必需营养物质，可提高免疫力，尤其是提高细胞免疫功能和免疫调节能力。免疫监视功能低下是肿瘤发生的重要原因。研究表明，核酸不仅对免疫功能的最初形成是必需的，而且在维护老年免疫功能正常时的需求量比年轻时还要大。营养不良和饥饿造成的免疫抑制状态，可通过补充核酸恢复正常，但补充蛋白质就起不到这种作用。

（2）抗氧化作用：补充食物核酸有很强的抗生物氧化作用。许多疾病的发生、发展与脂质过氧化程度高度相关，如血管壁过氧化脂质含量越高动脉粥样硬化程度就越高、血清过氧化脂质含量越高患高血压、心肌梗死、糖尿病、高脂血症和肝损害等疾病的可能性就越大。脂质过氧化同时可造成DNA的损伤，而DNA损伤可进而引起基因及其遗传功能的异常。

（3）影响脂肪代谢：补充核酸可增加单不饱和脂肪酸含量，增加血清高密度脂蛋白的水平，降低胆固醇含量。

（4）促进细胞再生与修复：对术后伤口愈合、受损肠粘膜康复、肝细胞再生等都有很好的作用。对肝脏的研究表明，食物核酸是维持肝脏处于正常生理状态的必需营养物质，对皮肤、毛发状况也有很好的改善作用。血液中的红细胞、白细胞、血小板和血浆蛋白等也都是代谢较快的人体组成成分，加之它们几乎没有从头合成核酸的能力，因此它们的代谢和功能也都依赖于食物核酸。

（5）抗放射线和化疗损伤：研究证明，应用cAMP（核苷酸的一种）时，放疗对癌细胞的杀伤效果毫无下降，但却保护了毛发和小肠粘膜等容易同时被损伤的正常组织细胞，这是由于恶性肿瘤细胞株的核酸代谢及细胞增殖，与正常细胞的核酸代谢及增殖不同所致。

（6）改善痴呆等神经障碍：食物核酸提取物对痴呆症状的改善非常令人鼓舞。美国哈佛大学的研究表明，老年痴呆患者脑内神经细胞病变多的部位，RNA合成就显著减少，因此发生记忆障碍；内源性核苷、核苷酸的不足可能与衰老性或遗传性记忆缺陷有关，因为这些缺陷可被饮食中添加核苷和核苷酸所改善；体外添加核苷酸培养神经细胞能促进神经细胞的生长；另外，美国休斯敦的得克萨斯大学卫生科学中心研究证明，核酸可修复小鼠中枢神经系统的信息传递；饮用核酸可使吗啡戒断症状减轻。这些研究结果都与脑细胞不能从头合成核酸有关。

（7）维持肠道正常菌群：小肠中有益菌双歧杆菌通过水解各种糖降低肠道内的pH值而抑制病原菌的生长和增殖。体外实验中，在双歧杆菌培养基中添加核苷酸可促进双歧杆菌的生长繁殖。

（8）影响营养素利用：饮食核酸除可调节脂肪的代谢外，对三大营养要素的吸收和利用也起着调节作用。如果蛋白质吃得不够，补充食物核酸能促进蛋白质的吸收利用，并消除低蛋白饮食造成的各种不良影响。次黄嘌呤还能促进肠道内铁的吸收和利用。

第三章 核酸，何从何去

22. 人体核酸从哪里来

人体可以自行合成 DNA 和 RNA。人体内核酸合成有两种途径：一种是从头合成途径，即细胞利用小分子物质从头合成核酸，是高耗能过程，25 岁后该途径的合成能力便逐渐降低；一种是补救合成途径，即细胞利用外源性核酸或体内核酸的降解中间产物合成核酸，是较经济的途径，其合成能力不受年龄增长因素的限制。机体从头合成核酸的主要部位是肝脏，其他组织几乎都不能进行。而补救合成在很多组织中都可以进行，如脾脏、肝脏、骨髓和大脑等，底物足够时，主要以补救途径合成核酸。

动物研究证明，食源嘌呤碱和嘧啶碱有一些会掺入到组织的 RNA 和 DNA 以及核苷酸池中，这代表了细胞内补救途径的外源部分。国外学者研究发现，核酸合成旺盛的组织外源碱基掺入率高，如唾液腺、肾上腺、甲状腺、胸腺、垂体、淋巴组织等，肝脏相对较少。肠粘膜是从头合成相对不活跃的组织，只有在食源嘌呤碱、嘧啶碱减少时，肠粘膜的从头合成才

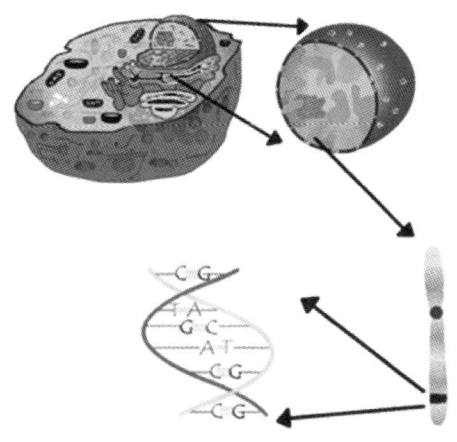

被调动起来,这时如果增补食源碱基,从头合成就会被抑制。

23. 什么是外源性核酸

非人体内固有的或自身合成的,从食物中获得的核酸称为外源性核酸。一些核酸保健品是运用科技手段提取的其他动植物体内的大分子核酸后,再经过酶解成小分子的核苷酸,也属于外源性核酸。

24. 食物中的核酸能否被人体利用

食物中的核酸被肠道中原本就存在的酶降解,变成了没有遗传功能的碱基、核苷、核苷酸,食物中核酸真正被吸收的是这三种物质,而不是具有遗传功能的核酸。就如同食物中的蛋白质是以肽和氨基酸被吸收是一个道理。

人口服核苷酸、核苷以及核酸后，都能增加血浆和尿中相应的降解产物。口服的核酸被胰核酸酶降解为单、二、三和多核苷酸的混合物。肠中的多核苷酸酶或磷酸酯酶协同胰核酸酶作用，使核酸变成单核苷酸。释放的核苷酸之后被碱性磷酸酶和核苷酸酶水解为核苷，进一步降解成嘌呤和嘧啶碱基。动物研究表明，核苷是吸收的主要形式，90%以上的核苷和碱基被吸收到肠细胞中去了。小肠上段是核苷吸收的主要部位。动物示踪实验表明，2%～5%的核苷酸能够掺入组织，主要是小肠、肝和骨骼肌。年龄小的以及节食的实验动物掺入组织中的核酸较多。

从食物中消化吸收的碱基、核苷、核苷酸，在组成、结构和功能上与内源性的同类物质没有区别，同样起生理和营养作用，因此核酸能被消化、吸收、转化成生理物质和营养物质。

25. 餐桌上的核酸

核酸存在于细胞核内，可以从食物中获取和补充。但传统观点认为营养丰富的食物不一定含有多量的核酸。如水果、蔬菜中，大多核酸含量不足，豆类则含核酸相对较丰富。动物性食物中，牛奶和鸡蛋几乎不含核酸，海产品、母鸡肉和奶牛肉则含有丰富的核酸。食物中的核酸存在于细胞内，所以细胞多的食物核酸就多，细胞少的核酸就少。如鸡蛋体积虽不小，但只有一个大细胞，牛奶只是牛的分泌液，这两种食物虽含丰富的蛋白质，却含很少的核酸。

综合来说，富含核酸的食物依次有：

海鲜类：如沙丁鱼、鲑鱼（我国常见的是大马哈鱼）和其它海鱼类。

动物内脏：如猪肝、鸡肝、鸡心、牛肾、牛肝等。

干豆类：如黑豆、斑豆、豌豆和小扁豆等。

其中动物内脏的胆固醇含量较高，对于血脂较高的人不大适合。如果每周能有4顿饭多吃沙丁鱼或8顿饭多吃干扁豆，基本能达到适宜人群对核酸的需求，但这对我国大多数居民来说是很难做到的，胃口不好，吃得很少的人就更难做到。日常食物中富含其它营养的牛奶及奶制品、蛋类和一般蔬菜、水果中仅含有微量的核酸，米面中更少；蔬菜中的菠菜、竹笋、蘑菇含量稍高些。对于富含核酸的食物烹调，没有特殊要求。

26. 哪些人适合补充外源性核酸

核酸类保健食品最适宜的人群是体弱多病、体乏无力、免疫力低下者。快速成长期的婴幼儿,营养不良患者,贫血患者,年老体弱多病者,全身感染患者,外伤手术者,肝功能不全者,白细胞、T细胞、淋巴细胞降低人群等,可以额外补充核酸类物质。

27. 吃了鱼的核酸,人会变成鱼吗

无论从富含核酸的食物还是核酸类保健品中获得的核酸,经过我们的消化道时都会被消化酶分解成没有遗传功能的核苷酸,甚至核苷、碱基、核糖等小分子。食物中核酸真正被吸收的是这三种物质,而不是具有遗传功能的核酸。人们吃米、面,也不直接吸收碳水化合物,而是吸收它的降解物葡萄糖;吃肉、蛋时不直接吸收蛋白质,而是蛋白质的降解物氨基酸;吃脂肪时吸收的是脂肪的降解物甘油和脂肪酸等。但我们不把吃蛋白质说成吃氨基酸,也不把蛋白质营养称作氨基酸营养。从食物中消化吸收的碱基、核苷、核苷酸,在组成、结构和功能上与内源性同类物质没有区别,同样起生理和营养作用。

当前核酸类保健品在生产过程中已经把大分子的DNA分解成了小分子的核苷酸、核苷和碱基。我们知道,遗传信息是蕴藏在连续的DNA片段——基因里面的,遗传性状的表达需要基因的完整性和各种基因表达过程中需要的启动、催化等元件的参与。分解

后的基因就失去了遗传功能,这些小分子的分解产物可以作为"砖瓦",补充机体因各种原因损耗掉的核酸原料。

因此,人吃了鱼的核酸不会变成鱼。

28. 核酸是营养素吗

至今为止,国际营养学界公认的人体"营养素"只有蛋白质、脂类、碳水化合物、维生素、矿物质和水六大类,后来也有不少学者提出把膳食纤维作为第七大类营养素。

随着国际上对于核酸营养的研究成果日益增多,一些学者建议,核酸或相应的嘌呤、嘧啶碱基对于细胞复制的机体器官或系统的正常反应来说,可以认为是"条件性必需营养素",补充外源性核酸,有利于这些器官、系统的发育和组织修复。例如生长期婴幼儿胃肠系统和免疫系统的发育,成人肝切除或损伤后的再生等,在这些情况下提供外源性核酸会带来很好的临床效果。

29. 人类究竟有无必要补充外源性核酸

食源性核酸及其成分对正常生长发育来说并不认为是必需的,一般认为人体能够合成用于正常生长发育所需要的足量核酸及其成分,并不需要食源的补充。但某些细胞和组织,例如红细胞、多形核白细胞、肠粘膜、骨髓造血细胞和脑细胞由于焦磷酸磷酸核糖基酰胺转移酶含量不足,因而不能从头合成嘌呤和嘧啶碱基。对这些器官来说,主要通过肝脏合成的核苷和核苷酸补给以用于正常生长。然而众多临床研究发现,在感染、外科术后以及肠粘膜损伤等病理情况时,上述组织的内源性核苷和核苷酸的供给就相对不足,难以维持这些器官、组织的最佳功能状态。

另外,肝脏从头合成途径对于人体核酸的供应是一个重要途径。人体在年轻时肝脏代谢很旺盛,从头合成的核酸不但可以满足肝脏自身新陈代谢的需要,同时也可以供给全身 60 万亿个细胞。这些细胞每天有 1％需要代谢,那么,就要合成 6000 亿个细胞核,才能满足人体的新陈代谢。但已有研究证明,人平均在 20 岁之后,肝脏的工作能力开始下降,男性 25 岁以后,女性 20 岁以后,肝的血流量每天下降 0.3％～1.5％,60 岁之后,人肝脏血流量相当于 30 岁时的 60％,60～70 岁老人的肝重量只有 30 岁年轻人的 51.8％,80 岁老人肝脏重量是 40 岁人的 50％。肝功能下降使得从头合成的核酸减少,这时就有必要补充外源性核酸。补充外源性核酸最简单的方式就是食品,经常食用前文介绍的富含核酸的食品是不错的选择。然而有些富含核酸的食品,如畜肉、内脏等其胆固醇含量也较高，不适于老年人大量食用，这时也可以选择一些核酸营养品以补充内源性核酸的不足。

30. 核酸的推荐摄入量

目前国际上尚未对核酸制定每日推荐摄入量，但国内外的一些研究成果显示，成人每日应从饮食中补充1.5～3.0g核酸，按食物核酸含量计算，成年男子即便每天摄取1.5kg富含核酸的食品，也仅能摄入0.45～0.75g核酸。因此，近年来一些发达国家的居民以食物核酸提取物制备的核酸补充产品来弥补每天核酸摄入的不足。

核酸的必要摄入量要根据年龄、身体健康情况，特别是肝脏的状态以及饮食情况等区别对待。对于日常饮食中食用富含核酸食物的人或年轻人每天可服用0～1g核酸，而日常饮食中核酸含量低或年龄大的人建议每天服用1～2g核酸。当患病时服用量还需增加。对于癌症、痴呆症等疾病，建议每天摄取5～8g核酸。

31. 核酸类药品

目前，美国、法国等国家都已批准部分核酸产品作为治疗某些疾病的药物。日本尚未把核酸列为药

中篇 核酸营养存在的理由

物,但把核酸作为饮食疗法的食物用以治病了。我国也已经把从鲑鱼等鱼类身上提取的DNA作为药品在使用。在我国国家食品药品监督管理局网站上,用"核酸"检索到的已批准的国产药品已经达到177条,其中注射用核糖核酸就有116条记录。

在我国,DNA钠盐(DNA-Na)(成人50～100毫克/天,肌肉注射)的适应证有乙肝病毒携带者、慢性活动性肝炎、慢性迁延性肝炎、肝硬化及其他肝脏疾病；白细胞减少症、血小板减少症；心肌炎、急慢性心肌梗死；放射线损伤；传染病恢复期衰弱；贫血、造血功能不全；营养不良症、老年性衰弱；骨折、烧伤的辅助治疗；头晕、心悸等。在法国，DNA－Na（成人250～900毫克/天，口服，儿童减半）的适应证有蛋白质代谢异常；贫血、白细胞减少；与骨骼相关的多种疾病（骨折愈合迟缓、骨质疏松、骨钙过分沉着等）；放射线损伤；一些药物副作用的治疗；牙龈脓肿、牙龈萎缩；躯体与精神疲劳；氨基酸营养不平衡；神经病症；关节炎；烧伤、外科手术后的辅助治疗；婴儿、幼儿营养障碍；衰弱、食欲不振；产后、哺乳恢复期、疾病恢复期，与维生素B_{12}合用促进生长发育。

32. 核酸类保健食品

目前，我国国家食品药品监督管理局批准的核酸类或含有核酸的保健食品有珍奥核酸胶囊、珍奥核泰胶囊、珍奥肝泰胶囊、加州熊牌核康胶囊和夕阳美牌核康元胶囊等产品，功能主要是增强免疫力。

中篇 核酸营养存在的理由

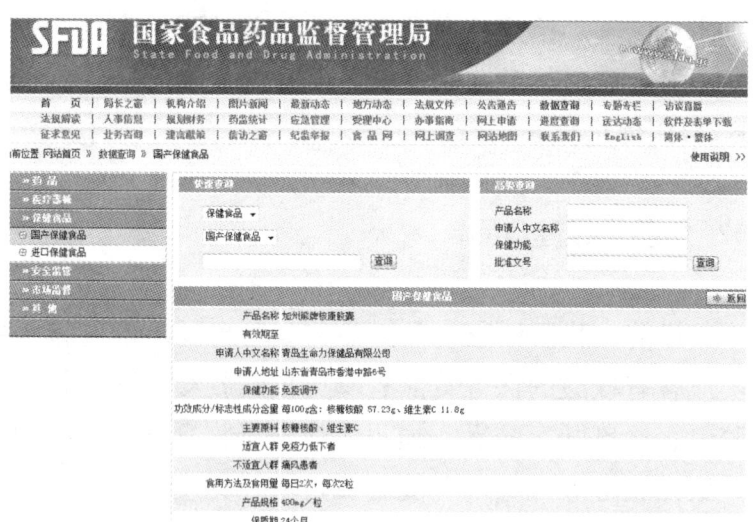

第三章 核酸，何从何去

餐桌上的奇妙世界——核酸、基因与食品

第四章　痛风，是否核酸的错

33. 痛风，古老而又现代的疾病

痛风是一种古老的疾病，也是近年来的一种多发病，与人们生活水平的提高密切相关。据统计，较15年前，痛风患者增加了15～30倍。

痛风并不是单一疾病，而是一种综合征，是由多种因素引起体内一种叫嘌呤的物质代谢紊乱所引起的。主要表现为血尿酸含量增高，增高的尿酸可以形成结晶，沉淀在关节腔，产生痛感；重者形成关节腔溃疡，可有尿酸结晶流出。临床上以反复发作的急性关节炎，合并痛风结石、血尿酸浓度增高、关节畸形及肾脏病变等为特征。病人大多为30岁以上的男性，其男、女比例大约是20：1。此外，痛风病大约半数以上都有家族史，因此遗传在痛风病的病因上是很重要的。

34. 痛风的发生

形成痛风的主要原因是机体尿酸含量增多。尿酸

第四章 痛风，是否核酸的错

难溶于水，1000毫升的水只能溶解2～3毫克尿酸。当血浆中尿酸含量超过其溶解度就会形成尿酸结晶，这些结晶沉积在人体关节部位就形成了痛风。尿酸的结晶是针状的，因此痛风病人往往感觉到关节内的针刺样疼痛。

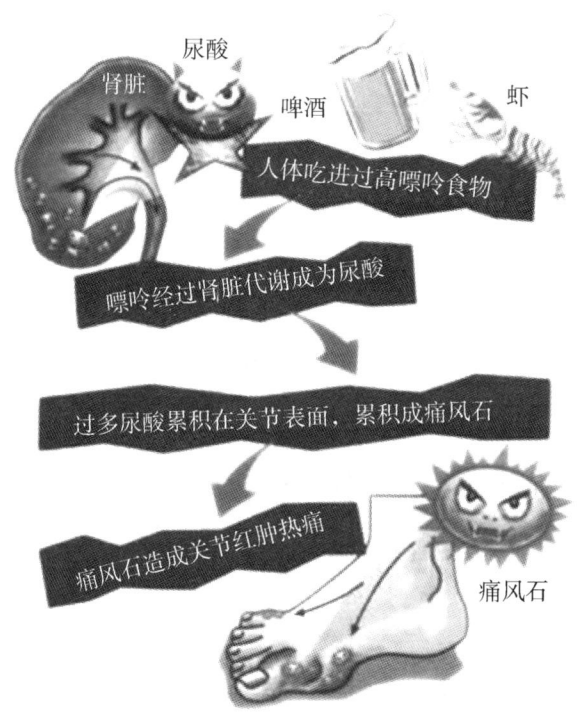

虽然痛风性关节炎的发病机理目前还尚不清楚，但人们发现以下因素与痛风性关节炎的发作有关：饮酒；摄入大量含高蛋白、高脂肪和高嘌呤的食物；精

神创伤、感染、过度疲劳、手术；服用一些药物，如磺胺、胰岛素、某些化疗药物和利尿剂。

痛风发生除了遗传因素外，还与肥胖、高脂血症、高血压、糖尿病、动脉硬化的发生有密切关系。长期大量饮酒对痛风患者非常不利，主要原因有：①可导致血尿酸增高和血乳酸增高。②可刺激嘌呤增加。③饮酒时常进食高嘌呤食物，酒能加快嘌呤的代谢，导致体内血尿酸水平增高而诱发痛风性关节炎的急性发作。

35. 尿酸的形成

尿酸是 DNA 和 RNA 中嘌呤碱基的代谢产物。一般来说，小分子的 RNA 比大分子的 DNA 更易代谢。含有嘌呤碱基的腺嘌呤核苷和鸟嘌呤核苷在黄嘌呤氧化酶和黄嘌呤脱氢酶的作用下就会生成尿酸。在正常情况下，体内产生的尿酸 2/3 由肾脏排出，1/3 从大肠排出。

人体内尿酸是不断生成和排泄的，因此它会在血液中维持一定的浓度。正常人每 100 毫升血中所含的尿酸，男性为 6 毫克以下，女性则不超过 5 毫克。在嘌呤的分解与合成过程中，有多种酶的参与，由于酶的先天性异常或某些尚未明确的因素，代谢发生紊乱，使尿酸的合成增加或排泄减少，结果均会引起高尿酸血症。当血尿酸浓度过高时，尿酸即以钠盐的形式沉积在关节、软组织、软骨和肾脏中，引起组织的异物炎症反应，就成了引起痛风的祸根。

人体每天大约产生 700 毫克的尿酸，同时也有同样数量的尿酸从肾脏及肾外途径被排泄。但一般机体内总有 1200 毫克的尿酸储存着。人体尿酸的来源主要有：嘌呤碱基的从头合成；来自饮食的嘌呤碱基；机体核酸成分的分解。

36. 尿酸是废物吗

一个有趣的现象是，血浆中尿酸浓度越高的哺乳类动物越长寿。一般哺乳动物血浆中尿酸浓度只有 0.5mg/100ml 以下，灵长类动物的血尿酸含量更高，而人类的尿酸是最大限度溶解在血浆中储备的。这可能与尿酸具有的抗氧化功能有关。有研究报告指出，激烈的运动，酒精、果糖的过量摄入，以及一些药物均可引起一过性高尿酸血症。嘌呤碱的过量摄入也能引起高尿酸血症，因此对于痛风患者的营养指导一般建议食用无/低核酸食品。

37. 痛风，是否核酸的错

最近一些研究报告指出，摄取核酸食品对血浆尿酸水平几乎没有影响。因为人体嘌呤核苷的合成是受反馈机制调节的。当从食物中摄取含有一磷酸腺苷（AMP）、一磷酸鸟苷（GMP）等嘌呤的食物后，AMP 和 GMP 在肝脏阻止了促使嘌呤从头合成的酶，也就是说，如果补救合成活跃，从头合成就会受到阻碍，从而使核苷酸的结构成分保持一定的量，以维持内环境的稳定，这就是负反馈调节。核酸食品削弱了需要高能量的从头合成，促进了对肝脏负担小的补救合成核酸的过程。

一则耐人寻味的事实是，爱斯基摩人以食兽类、鱼类为主，尽管动物性蛋白质、脂肪、核酸的摄取量极高，但他们都极少患痛风。

因此，尿酸是否核酸的错，目前国际上对此研究尚未形成一致意见，还有待进一步地深入研究。

38. 食品中嘌呤含量

（1）嘌呤含量很少或不含嘌呤食品

谷类食品：精白米、富强粉、玉米、精白面包、馒头、面条、通心粉、苏打饼干等。

蔬菜类：卷心菜、胡萝卜、芹菜、黄瓜、茄子、莴苣菜球、甘蓝、莴苣、刀豆、南瓜、倭瓜、西葫芦、番茄、萝卜、厚皮菜、芜青甘蓝、山芋、土豆、泡菜、咸菜等。

蛋类、乳类：各种鲜奶、炼乳、奶酪、酸奶、麦乳精等。

各种水果及干果类、糖及糖果。

各种饮料：包括汽水、茶、巧克力、咖啡、可可等。

各类油脂，其他如花生酱、果酱等。

(2) 嘌呤含量较少的食品（每100g嘌呤含量<75mg）

芦笋、菜花、四季豆、青豆、豌豆、菜豆、菠菜、蘑菇、麦片、青鱼、鲱鱼、鲑鱼、鲥鱼、金枪鱼、白鱼、龙虾蟹、牡蛎、鸡、火腿、羊肉、牛肉汤、麦麸、面包等。

(3) 嘌呤含量较高的食品（每100g嘌呤含量为75～150mg）

扁豆、鲤鱼、鳕鱼、大比目鱼、鲈鱼、梭鱼、鲭鱼、贝壳类水产、熏火腿、猪肉、牛肉、牛舌、小牛肉、鸭、鹅、鸽子、鹌鹑、野鸡、兔肉、鹿肉、肝、火鸡、鳗及鳝鱼等。

(4) 嘌呤含量特高的食品（每100g嘌呤含量为150～1000mg）

胰脏825mg、凤尾鱼363mg、沙丁鱼295mg、牛肝233mg、牛肾200mg、肉汁160～400mg。

下篇
转基因食品，福焉祸焉

第一章　转基因，人类能否改变自然 …………… 97
　1. 转基因，人类能否改变自然 …………… 97
　2. 丰富多彩的转基因食品家族 …………… 98
　3. 揭示转基因的奥妙 …………… 101
　4. 转基因技术是从石头里蹦出来的吗 …………… 103
　5. 我国市场上的转基因食品 …………… 104

第二章　转基因食品的是非争议 …………… 106
　6. 转基因食品带来的是惊喜还是恐慌 …………… 106
　7. 转基因技术，自身的盲点何在 …………… 108
　8. 究竟敢不敢吃，转基因的七个说不清 …………… 109
　9. 转基因，难以预计的生态危害 …………… 111
　10. 转基因，食品卫生方面的新问题 …………… 113
　11. 转基因带来新的环境污染 …………… 115
　12. 婴幼儿食品，要对转基因说"不" …………… 116
　13. 不再生长"坏"脂肪酸的转基因猪 …………… 117
　14. 易于储存的转基因西红柿 …………… 118
　15. "土豆"疫苗 …………… 119
　16. 毒杀昆虫的转基因植物对人体有毒吗 …………… 120

17. 吃了转基因食品是否会改变人的基因 …… 121
18. 自然食品是安全的，人工修饰的食品危险吗
    ………………………………………… 122
19. 转基因作物是否会演化为"超级杂草"
    ………………………………………… 123
20. 巴西坚果事件究竟是谁惹的祸 ………… 124
21. 帝王蝶幼虫被误杀了吗 ………………… 124
22. 科学界对转基因作物的态度如何 ……… 125

第三章　转基因食品，消费者有权知道 …… 130

23. 世界上并不存在绝对安全的食物 ……… 130
24. "实质等同"评价原则 ………………… 131
25. 转基因食品的安全性评价 ……………… 132
26. 我国对转基因食品的监管 ……………… 134
27. 国外对转基因食品的管理模式 ………… 136
28. 转基因食品，消费者有权知道 ………… 139
29. 转基因食品的标识政策 ………………… 141
30. 非转基因食品 …………………………… 142

第一章 转基因，人类能否改变自然

1. 转基因，人类能否改变自然

20世纪末，以基因工程技术为核心的生物技术以前所未有的速度迅猛发展，并在医药、农业及食品工业等领域获得广泛的应用，取得了巨大的经济效益和社会效益。而转基因技术的不断发展和成熟，又在世界范围内掀起了生物技术的新浪潮。转基因技术好像大自然赋予人类的一双"巧匠之手"，人类的想象力和创造力可以通过其尽情发挥。利用转基因技术制造出来的食品称为转基因食品。

转基因食品是利用分子生物学手段，将某些生物的基因转移到其它生物物种中去，使其出现原物种不具有的性状或产物，以转基因生物为原料加工生产的食品就是转基因食品。产量高，营养丰富和抗病能力强是转基因食品的优势。不过，到目前为止，这种技术仍然处于起步阶段，并且有许多人坚持认为，这种技术培育出来的食物是非自然的。

世界上第一种基因移植作物是一种含有抗生素类药抗体的烟草。它在1983年培植出来，直到10年以后，第一种市场化的基因食物才在美国出现，那是一种可以延迟成熟的西红柿。1996年，由这种西红柿制造的西红柿饼才得以允许在超市出售。

人们可以用鲜鱼的基因帮助西红柿、草莓等普通植物来抵御寒冷；把某些细菌的基因接入玉米、大豆的植株中，就可以更好地保护它们不受害虫的侵袭。据统计，在美国，转基因食品高达4000多种，已成为人们日常生活的普通商品。我国转基因农作物和林木有22种，转基因棉花已进入大规模商业化生产，已成为世界转基因农作物田间实验和商品化生产面积的第四大国。但截至目前，国内尚无转基因食品批准上市。

2. 丰富多彩的转基因食品家族

世界上第一种转基因食品是1993年投放美国市场的西红柿。动物来源的、植物来源的和微生物来源的转基因食品发展非常迅速，各种类型的转基因食品使转基因食品家族变得丰富多彩。如果按照转基因的功能，可以将这个家族成员分为以下几种类型：

（1）增产型：农作物增产与其生长、肥料、抗逆、抗虫害等因素密切相关，故可转移或修饰相关的基因达到增产效果。

（2）控熟型：通过转移或修饰与控制成熟期有关

的基因可以使转基因生物成熟期延迟或提前，以适应市场需求。最典型的例子是延熟速度慢、不易腐烂、好贮存的转基因西红柿。

（3）高营养型：许多粮食作物缺少人体必需的氨基酸，为了改变这种状况，可以从改造种子贮藏蛋白质基因入手，使其表达的蛋白质具有合理的氨基酸组成。现已培育成功的有转基因玉米、土豆和菜豆等。

（4）保健型：通过转移病原体抗原基因或毒素基因至粮食作物或果树中，人们吃了这些粮食和水果，相当于在补充营养的同时服用了疫苗，起到预防疾病的作用。有的转基因食物可防止动脉粥样硬化和骨质疏松。一些防病因子也可由转基因牛、羊奶得到。

（5）新品种型：通过不同品种间的基因重组可形成新品种，由其获得的转基因食品可能在品质、口味和色香方面具有新的特点。

（6）加工型：由转基因产物作原料加工制成，花样最为繁多。

按来源可分为：

（1）转基因动植物、微生物产品。

（2）转基因动植物、微生物直接加工品。

（3）以转基因动植物、微生物或者其直接加工品为原料生产的食品和食品添加剂。

按照传统食品性质分：

（1）植物性转基因食品：目前全球种植的转基因

作物又可分为以下三类：

① 抗除草剂转基因作物：2000年全球种植抗除草剂转基因作物的面积达到32.7万平方公里，占总转基因植物种植面积的72%，其中主要为抗除草剂大豆，如Roundup Ready soybean（RR大豆），耐美国孟山都公司Roundup除草剂。

② 抗虫转基因作物：2000年全球种植抗虫转基因作物的面积达到8.3万平方公里，占总转基因植物种植面积的19%，其中以抗虫玉米为主，如BT玉米，产生三种毒素Cry1Ab、Cry1Ac和Cry9c。

③ 其他转基因作物：改善产品的品质，增强抵抗病毒病、真菌病及细菌病的能力。

（2）动物性转基因食品：比如，牛体内转入了人的基因，牛长大后产生的牛乳中含有基因药物，提取后可用于人类病症的治疗。在猪的基因组中转入人的生长素基因，猪的生长速度增加了1倍，猪肉质量大大提高，现在这样的猪肉已在澳大利亚被请上了餐桌。

（3）转基因微生物食品：微生物是转基因最常用的转化材料，所以，转基因微生物比较容易培育，应用也最广泛。例如，生产奶酪的凝乳酶，以往只能从杀死的小牛的胃中才能取出，现在利用转基因微生物已能够使凝乳酶在体外大量产生，避免了小牛的无辜死亡，也降低了生产成本。

（4）转基因特殊食品：科学家利用生物遗传工程，将普通的蔬菜、水果、粮食等农作物，变成能预防疾病的神奇的"疫苗食品"。例如，科学家培育出了一种能预防霍乱的苜蓿植物。用这种苜蓿来喂小白鼠，能使小白鼠的抗病能力大大增强。而且这种霍乱抗原，能经受胃酸的腐蚀而不被破坏，并能激发人体对霍乱的免疫能力。于是，越来越多的抗病基因正在被转入植物，使人们在品尝鲜果美味的同时，达到防病的目的。

3. 揭示转基因的奥妙

转基因通常被人们认为是非常深奥的科学技术，谁掌握了转基因技术，谁就拥有"巧匠之手"。其实，这种技术的迅速发展使一些普通的生物实验室已经能够实现转基因了。为揭去其神秘的面纱，下面简单介绍几种转基因方法。

植物转基因常用的方法有农杆菌介导转化法、基因枪介导转化法和花粉管通道法。

（1）农杆菌介导转化法：农杆菌是普遍存在于土壤中的一种革兰阴性细菌，它能在自然条件下趋化性地感染大多数双子叶植物的受伤部位，并诱导产生冠瘿瘤或发状根。根癌农杆菌和发根农杆菌的细胞中分别含有 Ti 质粒和 Ri 质粒，其上有一段 T-DNA，农杆菌通过侵染植物伤口进入细胞后，可将 T-DNA 插入到植物基因组中。因此，农杆菌是一种天然的植物遗传转化体系。人们将目的基因插入到经过改造的 T-DNA 区，借助农杆菌的感染实现外源基因向植物细胞的转移与整合，然后通过细胞和组织培养技术，再生出转基因植株。

（2）基因枪介导转化法：利用火药爆炸或高压气体加速（这一加速设备被称为基因枪），将包裹了带目的基因的 DNA 溶液的高速微弹直接送入完整的植物组织和细胞中，然后通过细胞和组织培养技术，再生出植株，选出其中转基因阳性植株即为转基因植株。是目前转基因研究中应用较为广泛的一种方法。

（3）花粉管通道法：在授粉后向子房注射含目的基因的 DNA 溶液，利用植物在开花、受精过程中形成的花粉管通道，将外源 DNA 导入受精卵细胞，并进一步地被整合到受体细胞的基因组中，随着受精卵的发育而成为带转基因的新个体。

动物转基因方法有显微注射法和体细胞核移植法。

（1）显微注射法：在显微镜下，用一根极细的玻璃针（直径1～2微米）直接将 DNA 注射到胚胎的细胞核内，再把注射过 DNA 的胚胎移植到动物体内，使之发育成正常的幼仔。用这种方法生产的动物约有十分之一是整合外源基因的转基因动物。

（2）体细胞核移植法：先在体外培养的体细胞中进行基因导入，筛选获得带转基因的细胞。然后，将带转基因体细胞移植到去掉细胞核的卵细胞中，生产重构胚胎。重构胚胎经移植到母体中，产生的仔畜百分之百是转基因动物。

4. 转基因技术是从石头里蹦出来的吗

转基因技术是否犹如孙悟空般的横空出世，没有祖先，仅仅从石头中蹦出来的吗？当然不是。

其实，转基因技术从某种意义上来说属于一种育种技术。自从人类耕种作物以来，我们的祖先就从未停止过对作物的遗传改良。过去的几千年里农作物改良的方式主要是对自然突变产生的优良基因和重组体的选择和利用，通过随机和自然的方式来积累优良基因。遗传学创立后近百年的动植物育种则是采用人工杂交的方法，进行优良基因的重组和外源基因的导入而实现遗传改良。

因此，转基因技术与传统育种技术是一脉相承的，其本质都是通过获得优良基因进行遗传改良。但在基因转移的范围和效率上，转基因技术与传统育种技术有两点重要区别。第一，传统技术一般只能在同一生物种内个体间实现基因转移，而转基因技术所转移的基因则不受生物体间亲缘关系的限制。第二，传统的杂交和选择技术一般是在生物个体水平上进行，操作对象是整个基因组，所转移的是大量的基因，不可能准确地对某个基因进行操作和选择，对后代的表现预见性较差。而转基因技术所操作和转移的一般是经过明确定义的基因，功能清楚，后代表现可准确预期。因此，转基因技术是对传统技术的发展和补充。将两者紧密结合，可相得益彰，大大地提高动植物品种改良的效率。

5. 我国市场上的转基因食品

根据国家农业转基因生物安全委员会提供的数据显示，目前我国有 6 种转基因植物被批准进入商品化生产，包括我国自己培育的耐储存番茄（1997 年）、抗虫棉（1997 年）、观赏植物矮牵牛（1997 年）、抗病毒甜椒（1998 年）、抗病毒番茄（1998 年），以及美国孟三都公司培育的抗虫棉（1997 年）。其中只有西红柿、甜椒属于食品。由于甜椒缺乏优良品种，并未播种，而番茄则还处于小范围种植阶段，全国可能有几万亩转基因西红柿。

有人认为，转基因棉花也应该算是食品，因为棉籽可以榨油。在部分农村，农民吃的就是棉籽油。农业部转基因安全管理办公室的数据显示，至 2002 年，中国转基因棉花达到 1.5 万平方公里，已经占棉花产量的 1/3。

进口的转基因食品局限在大豆、玉米、油菜等领域。我国进口的大豆中，70％是转基因大豆，在我国市场上 70％的含有大豆成分的食物中都有转基因成分，像大豆油、色拉油、磷脂、酱油、膨化食品等。

目前，中国至少有 13 种作物在进行田间试验，包括红辣椒、卷心菜、玉米、棉花、花生、西瓜、木瓜、马铃薯、水稻、大豆、烟草、甜椒和西红柿。

第二章 转基因食品的是非争议

6. 转基因食品带来的是惊喜还是恐慌

近 20 年来,转基因食品的生产发展十分迅猛,各国都纷纷投入巨大的人力、物力、财力进行研究。联合国前秘书长安南也曾在联合国大会上赞扬转基因食品是"继绿色革命后的一次蓝色革命"。但是,转基因植物的出现也引起了人们的普遍关注和激烈争论。那么转基因食品究竟给我们带来的是惊喜还是恐慌?

众所周知,转基因食品具有一些以往传统食品无可比拟的优点。首先,它可以提高传统食品的品质,提高传统作物的抗逆性和产量,从而解决粮食短缺问题;其次,它可以减少农药使用,避免环境污染。此外,转基因食品在生物制药和酶制剂等方面也有广阔的应用前景。如研制狂犬病和乙肝疫苗,利用生物反应器生产胰岛素,以及利用食用菌生产凝乳酶、淀粉酶等用于牛奶和淀粉加工。或许将来我们吃一个番茄就可以不用再接种乙肝疫苗,喝一杯牛奶就不必再服用避孕药。

第二章 转基因食品的是非争议

科学家们普遍认为转基因食品可能有以下几大危害：首先，体现在对人体健康的影响上。长期食用加入抗生素抗性基因的转基因食品可能会导致人体对抗生素产生抗药性，影响医疗效果。如在过敏反应问题上，转基因食品由于新引进了基因，产生了新的蛋白质，这可能是人类从未接触过的物质，也可能有人对原来不过敏的食品产生过敏反应，严重的可能会危及生命。再比如毒素问题，有人认为杀虫基因对人体可能有潜在危险。其次，对生态环境的影响则集中在基因漂移问题上。有人担心转基因大豆的抗除草剂基因如果漂移到杂草的遗传物质中，杂草会变成"超级杂草"，无农药可除。

转基因食品还可能产生一些社会问题，现在转基因作物的种子和专利被杜邦、孟山都等五六家国际大公司所独占，为了控制基因转移同时保证利润，这些公司通常将转基因作物的种子做成雄性不育种，因此农民必须每年购买新种，这无疑增加了农民的负担。而在宗教伦理问题方面，素食者认为植物中转入动物基因损害了其权利，伊斯兰教和印度教对于食品中有猪或牛的基因很难接受，神创论者认为只有上帝才有权力改变生物，还有人认为人的基因如果转到食品中就是人吃人。

正是这些问题的存在，一些国家对转基因食品问题普遍持谨慎的态度。尽管目前对转基因食品的安全性评价还存在这样或那样的分歧,转基因技术的优势还是表现得越来越显著。鉴于食品在安全性方面确实客观存在着很多不确定性,为了避免转基因技术可能造成的危害,我们必须使转基因技术在科学规范的轨道上得到有效的控制,从而有序发展。

只有在全人类同心协力的努力下,才能使正朝我们走来的生物工程不是威胁,而是希望;不是惩罚,而是一种赐予。

7. 转基因技术,自身的盲点何在

(1) 不精确的技术:基因技术将一异源基因从一生物转入另一生物,虽然其 DNA 可以精确地切割,但不能将新基因准确地植入另一生物中,从而影响这一生物其它基因的基本功能。科学家无法预见植物转基因后产生的新的、未知的蛋白质,也不能完全准确地预见对受体的影响,因此,转基因尚是一种不太成熟的技术。

(2) 副作用:基因技术像外科医生做心脏手术一样,科学家不能完全、预先知道对生物进行 DNA 手术后,是否有可能导致突变而对环境和人造成危害。虽然实验方法已经非常成熟,但却不能掌握所有对人类可能造成影响的各种内外环境。

(3) 农作物广泛减产:基因技术通过不断出售种

子而获取利润,这就意味着,农民种植基因化种子时,所有种植的植物基因相同。当真菌、病毒、虫害侵袭这些特别的植物时,会发生严重的减产。

8. 究竟敢不敢吃,转基因的七个说不清

(1) 食品安全说不清

自转基因食品问世5年来,全球约有2亿多人食用过多种转基因食品,尚未报道过一例食品安全事件。但国外曾发现有少数几种可导致实验动物过敏,因而停止其商品化生产。转基因食品的研制目前只有动物实验,而无人体试验或长期观察。

(2) 生物富集说不清

食物链中有益物质的富集或有害物质的积聚对上一级生物的健康极为关键。目前,转基因作物大多用于饲料,这类转基因生物加入其原来没有的抗病虫害基因或抗杂草基因,其本身会有哪些富集变化,被家畜富集后又会怎样,人食用后会产生什么影响等问题,尚缺少全面系统的科研结论。

(3) 药食关系说不清

利用转基因技术可建立动物药库和植物药库,如吃一个西红柿就能预防乙肝。但这种转基因药物对人体有无风险仍需进行长期的研究监测才能说得清。

(4）生态影响说不清

转基因生物具有自然生物所不具备的优势，若被释放到环境中，可造成原有的生态平衡被打破，改变物种间的竞争关系。

（5）基因污染说不清

转基因生物造成的基因漂移可能会破坏野生生物的遗传多样性。例如转基因作物花粉随风飘散，由此造成的基因污染将防不胜防。

（6）全球监管说不清

现今许多转基因生物产品较多的国家，采取"外松内紧"政策，向一些发展中国家出口转基因产品却不告之。这种现象对保护全球生物安全十分不利。作为生物大国的美国，甚至拒绝签署《生物安全议定书》。

（7）机遇泡沫说不清

随着公众对转基因生物的深入了解和各国政府监管力度的加大，转基因产品的商业利润有所下降，科研经费也明显减少。但也有许多专家指出，转基因技术是解决全球食物短缺的重要手段，是一次可以避免风险的农业技术革命。转基因生物的安全性还有待长期观察和研究，对消费者来说，"知情选择"是最为重要的。

9. 转基因,难以预计的生态危害

弗兰肯斯坦是英国作家玛丽·谢利 1918 年所著小说中的生理学研究者,他最后被自己创造的怪物所毁灭。现在欧洲人把基因改良作物提供的食物称作"弗兰肯斯坦食物",意谓转基因植物将造成生态灾难,威胁人类的生存。这种比喻固然夸张了一点,但他们的担忧不是全然没有道理。

生命科学产业的发展是近 20 年的事,由于其孕育着巨大的希望而越来越受到人们的关注。但各国政府对此仍采取谨慎的态度,除技术因素之外,还有生态健康和社会伦理等因素需要权衡。在针对生态环境方面,最需要关注的主要问题是:

(1) 转基因生物对非目标生物的影响:释放到环境中的抗虫和抗病类转基因植物,除对害虫和病菌致毒外,对环境中的许多有益生物可能也将产生直接或间接的不利影响,甚至会导致一些有益生物死亡。

(2) 增加目标害虫的抗性和进化速度:研究表明,棉铃虫已对转基因抗虫棉产生抗性。转基因抗虫棉对第一代、第二代棉铃虫有很好的毒杀作用,但第三代、第四代棉铃虫已对转基因棉产生抗性。专家警告,如果这种具有转基因抗性的害虫变成对转基因表达蛋白具有抗性的超级害虫,就需要喷洒更多的农药,将会对农田和自然生态环境造成更大的危害。

(3) 杂草化:释放到环境中的转基因植物通过传粉进行基因转移,可能将一些抗虫、抗病、抗除草剂或对环境胁迫具有耐性的基因转移给野生亲缘种或杂草。而杂草一旦获得转基因生物的抗逆性状,将会变成"超级杂草",从而严重威胁其他作物的正常生长和生存。

(4) 对生物多样性和生态环境的影响:通过人工对动物、植物和微生物甚至人的基因进行相互转移,转基因生物已经突破了传统的界、门的概念,具有普通物种不具备的优势特征,若释放到环境,可能会改变物种间的竞争关系,破坏原有自然生态平衡,导致物种灭绝和生物多样性的丧失。转基因生物通过基因漂移,会破坏野生近缘种的遗传多样性。此外,种植耐除草剂转基因作物,必将大幅度提高除草剂的使用量,从而加重环境污染的程度以及农田生物多样性的丧失。

关于转基因作物的争议应该说是一种正常现象,在短时间内不易得出结论。首先是新开发的品种本身还不完善,其对于人体和环境的长期影响尚待观察,人们表示担忧是有正当理由的。其次,总会有一些意识保守的人对新科技产物不习惯,拒绝接受。再有,就是受贸易利益冲突的影响,一些国家的政府和利益集团利用转基因食品的不够完善而大打贸易战,使事情变得更复杂了。但科学前进的脚步不会因此而停顿。上述种种社会压力将促进高新技术不断发展，科学家必将会向人类奉献更完美的基因改造食物。

10. 转基因，食品卫生方面的新问题

（1）未进行较长时间的安全性试验：转基因食品改变了我们所食用食品的自然属性，因未进行长时间的安全试验，故没有人知道这类食品是否是安全的。

（2）产生毒素：转基因食品能产生不可预见的生物突变，可能会在食品中产生较高水平或新的毒素。如在一种植物马利筋叶片上撒有转基因Bt玉米花粉后，斑蝶食用叶片就少，长得慢，4天的幼虫的死亡率44％。而对照组（饲喂不撒Bt玉米花粉的叶片）无一死亡。转基因作物产生的杀虫毒素可由根部渗入周围，但尚不清楚会产生何种影响。

（3）过敏或变态反应：基因技术会在食品中产生不能预见的和未知的变态反应原。据报告，对巴西坚果产生过敏的主体也会对用该坚果基因工程化而得到的大豆产生过敏。科学家把巴西胡桃的特性移植到黄豆上去，结果却使一些对胡桃过敏的人在摄取黄豆时有过敏的可能。

（4）降低食品的营养价值或降解食品中重要的成分：基因化的目的是去除或灭活人们认为不需要的物

质，这些物质可能是未知的，但它是基本的。比如它有自然的抑制肿瘤的能力。美国的研究资料表明，在具有抗除草剂基因的大豆中，异黄酮类激素等防癌的成分减少了。基因化食品的虚假新鲜感迷惑消费者，如具有芳香、有光泽的红色番茄能贮藏几周，但营养价值较低。消费者在购买水果或蔬菜时，常常仅依靠外观和质地，因此不能准确判定该产品的真实质量。

（5）产生抗生素耐药性细菌：基因技术采用耐抗生素（如抗卡那霉素、氨苄青霉素、新霉素、链霉素等）基因来标识转基因化的农作物，这就意味着农作物带有耐抗生素的基因。这些基因通过细菌而影响我们。英国的研究显示，转基因作物中的突变基因可能会进入到生物有机体，突变的基因如跨越种群和转移至细菌，其结果可能会导致新的疾病。虽然这种机会可能性很小，但如出现无法治疗的并广泛传播的对生命造成严重威胁的疾病时，其后果不堪设想。

荷兰科学家发表在《新科学家》杂志的试验结果称，设计一人造胃，对人消化转基因食物的过程进行模拟，发现DNA滞留在肠内，同时一些转基因细菌能够把自己的抗生素抗性基因转移给人造胃的细菌。如果类似结果发生在人和动物体内，就可能培养出功效强的、抗生素也无法杀死的超级细菌。英国新食品和工艺顾问委员会就禁止一种用抗氨苄青霉素基因作标识的转基因改良玉米喂牛，因其中含有的DNA仍保持原样，并有可能加速对抗生素的抗药性。

（6）产生的问题不能进行追踪：若不对转基因食品进行标识，我们的监督管理部门就无法因出现问题发现其来源，潜在性的危害值得担忧。

11. 转基因带来新的环境污染

（1）除草剂使用的增加：科学家估计，基因化的农作物对除草剂具有抵抗力，实际用药量高于正常的3倍。

（2）杀虫剂使用的增加：转基因农作物常使用自己特有的杀虫剂，这就意味着比以前有更多的杀虫剂进入我们的食品和田野。有报道，将优良的特定的基因（如抗杀虫剂）植入作物，可能会使周围野生植物一并获得改良，呈现出抗杀虫剂的特征。

（3）生态被破坏：转基因通过食物链影响当地的生态环境，新的微生物与有亲缘关系的生物进行有效的竞争，引起环境发生不可见的破坏。作为人工制造的转基因作物，可能成为自然界不存在的外来品种，若干年后，可能对土壤、野生近缘种、普通作物、相邻的植物及环境造成破坏。

（4）基因污染难以消除：基因化的生物、细菌、病毒等进入环境，保存或恢复是不可能的，它不像化学或核污染，负面危害是不可逆转的。

下篇　转基因食品，福焉祸焉

（5）"超级杂草"：转基因作物通过基因漂移可使野生近缘种变为杂草，成为"超级杂草"。有资料证明，把转基因油菜释放后，当大田的油菜附近有近缘杂草时，在萌发的后代种子中有93％被证实是种间杂草。

（6）对非目标生物有伤害，对生物多样性形成威胁：用转基因Bt玉米喂饲欧洲玉米钻心虫，并以它作为草蛉的饲料。实验结果显示，转基因Bt玉米组死亡率为60％以上，而对照组为40％以下，存活的草蛉中喂Bt玉米组成熟的时间平均比对照组晚3天。用转基因马铃薯饲喂蚜虫，雌虫的产卵量减少1/3，用喂转基因马铃薯长大的雄蚜虫与对照组蚜虫交配，所得的未受精卵数量多4倍，已受精卵在未孵化前比对照组死亡率高近3倍，以转基因马铃薯蚜虫为食物的雌瓢虫的存活时间比对照组少一半，如果大规模的种植转基因作物，可能会减少有益昆虫的数量。

12. 婴幼儿食品，要对转基因说"不"

转基因食物"可能"对人类健康的危害之一就是给作物中带来新的免疫或致敏物质，并可使人类机体产生变态或过敏反应。

婴幼儿是一个特殊群体，他们正处于生长发育时期，各种生理功能不健全，容易受到伤害，包括食物中没有确定为安全性的成分，如转基因成分。对婴幼儿的食品要求应当更加严格，即必须安全和富于营养，才能满足他们的生长需求。因此，出于对婴幼儿食品消费需要更高的安全性来说，父母现在不选择有转基因成分的食品是完全可以理解的，食品生产厂家和商店慎重对待婴幼儿食品，也是非常重要的。

对婴幼儿，最好是让他们吃自然的传统食品，这样的风险性就小一些。从这个意义上讲，选择自然的传统食品就是选择了对孩子身体发育和生命的负责。当然，转基因食品也是人类培育的食品，其安全性如果得到验证后也是人类可以接受的食品。

13. 不再生长"坏"脂肪酸的转基因猪

脂肪酸分为饱和脂肪酸和不饱和脂肪酸，前者多在动物性脂肪中，后者多在植物性脂肪中。饱和脂肪酸摄取过多会引起高血脂、高胆固醇等，而不饱和脂肪酸更有益于健康。因此，人们通常把不饱和脂肪酸称为"好"脂肪酸，饱和脂肪酸为"坏"脂肪酸。

猪等一些畜类动物体内通常含有很高的饱和脂肪酸，而日本学者把菠菜的基因植入猪的受精卵内，成功培育出不饱和脂肪酸含量高的转基因猪，为培育家畜新品种作了有益的尝试。

植入猪受精卵中的菠菜基因控制菠菜根部的一种

酶——FAD_2，这种酶能够将饱和脂肪酸转换为不饱和脂肪酸。经过转基因处理的受精卵被放回母猪的子宫里，并发育成六头猪仔。在对它们的脂肪组织进行分析后发现，它们体内的不饱和脂肪酸要比一般猪高大约20%。转基因猪同普通猪交配而生的后代，有半数以上继承了FAD_2这一外来基因。他们此前使用老鼠进行实验获得的结果是，植入了FAD_2基因的转基因鼠的不饱和脂肪酸比普通鼠高40%，目前这种转基因鼠已经繁殖到第七代。

实验证明，植物基因能够在动物体内发挥作用，但还需要进一步研究这种转基因猪作为食品是否安全，以及它是否存在健康隐患等。

14. 易于储存的转基因西红柿

为了运输、储存的需要，通常菜农要趁西红柿还没有成熟，果实还是绿色的时候就采摘下来，然后将没有成熟的西红柿运到商店仓库后，喷上乙烯将它们催熟，变成红色再摆出来卖。众所周知，这种人工催熟的西红柿味道远不如自然成熟的西红柿。

西红柿成熟后，皮变软，运输过程中容易破，而转基因西红柿就能很好预防这种情况发生。西红柿的皮变软，是因为有一种多聚半乳糖醛酸酶，它把细胞壁中的胶质给分解了。科学家们把编码这种酶的基因克隆出来，测定了它的序列，然后合成一个和它相反的"反义基因"。把"反义基因"转入到西红柿细胞中去，会干扰原来基因的活动，让它再没有办法合成多聚半乳糖醛酸酶，这样细胞壁中的胶质不会被分解掉，西红柿即便成熟了，皮也不会变软。我们就可以等到它自然成熟了再采摘，也不用担心不好储存、运输。这样，自然成熟的转基因西红柿吃起来就要比人工催熟的普通西红柿味道好。

这种转基因西红柿不仅容易运输，而且可以存放很长时间也不会坏。用转基因西红柿做的番茄酱比较稠，吃起来口感好，这是因为番茄酱的稠度和细胞壁中胶质的含量有关，胶质含量高，稠度也高。

15．"土豆"疫苗

最近，美国科学家培育出一种转基因土豆，它可能起到乙肝疫苗的作用。

乙肝病毒侵袭肝脏，每年夺去约 50 万人的生命。由于传统疫苗需要冷藏，在一些边远地区很难应用。为此，美国亚利桑那大学的生物学家及其同事设计了一种无需冷藏的、可以吃的疫苗——土豆。他们从乙肝病毒中取出一个基因，植入土豆植株，后者因此产生病毒抗原。人吃了这种土豆后，抗原蛋白质会触发人体免疫反应，对抗乙肝病毒。

尽管这一方法不太可能取代初次免疫注射，但可以代替后期维持免疫力的重复注射。在用这种转基因土豆进行的试验中，参与试验者在过去 1～15 年间已接受过乙肝疫苗初次注射。结果显示，33 名参与试验者中有 19 名在吃了土豆后产生了更多乙肝抗体，其中一人的抗体水平上升了 56 倍。土豆疫苗在 60％的参与试验者身上发挥效用，这是一个好消息。

研究者又将两种其它疫苗结合到土豆中，一种针对大肠杆菌引起的旅游腹泻，一种诺沃克因子导致的肠型流感。与大肠杆菌和诺沃克因子不同，乙肝病毒不能在肠道中生存，而这种新型疫苗则顺利地通过了消化道，可作用于人体的免疫系统并产生效果。

不过，生土豆不算是一种让人很有胃口的食物，而且里面的疫苗含量不太稳定。为此，研究者又进一步专注于研究含疫苗的转基因西红柿，并试图将其制成药丸。

16. 毒杀昆虫的转基因植物对人体有毒吗

目前已培育出的转基因抗虫作物，大都带有一个苏云金芽孢杆菌（Bt）的杀虫蛋白基因。苏云金芽孢杆菌是自然界中普遍存在的一类细菌，苏云金芽孢杆菌中存在一大类杀虫基因，已被作为生物杀虫剂广泛应用了 60 多年，国内外对其杀虫机理进行了比较透彻的研究。

Bt基因编码产生的杀虫蛋白存在于伴胞晶体中，当害虫取食后，在昆虫中肠的碱性（pH10～12）条件下晶体溶解产生原毒素，由中肠内酶系统的作用，释放出活性毒素，由毒素与昆虫中肠内特异的受体结合而产生毒杀作用。这一杀虫机理使得某一特定的Bt基因只对某一类昆虫有特异的毒杀作用。而哺乳动物的胃液为强酸性（pH1～2），肠胃中也不存在与Bt毒素结合的受体，当Bt蛋白进入到哺乳动物肠胃中后，在胃液的作用下几秒钟之内全部降解。多年的研究已反复证实这种Bt毒蛋白对哺乳动物、鸟、鱼以及非目标昆虫无害。

17. 吃了转基因食品是否会改变人的基因

民以食为天。转基因食品作为新型食品，对人们的健康和心理有无不良影响？这是百姓普遍关心的问题。

有人担心，怕吃了转基因食品中的外源性基因后会改变人的遗传性状，比如吃了转基因猪肉会变得好动，喝了转基因牛奶后易患恋乳症等。这些担心者显然犯了常识性错误。其实，我们每个人每天都吃进大量外源性基因，如你吃的粮食、肉类、水产品、蔬菜水果中都含有它们各自的基因，这些基因对于人类来说就是外源性基因。人每吃一口食物都要吃进数亿个基因，人类社会生存、繁衍了数百万年，从来没有人担心食物中的动物、植物、微生物基因会影响人的遗传。

近几年的大规模基因组测序发现，在动物、植物、微生物的基因组间，大量的基因存在同源性。换句话说，我们平常所说的动物、植物、微生物是指生物的整体而言，在基因水平上看，很多基因都不是动物或植物所特有的。

所以说食用了外源性基因并不会影响我们的遗传性状，何况外源性基因进入胃肠道后经消化后被分解掉了，根本不可能保持原来的基因功能。

18. 自然食品是安全的，人工修饰的食品危险吗

这里有个严重的误解。首先，遗传修饰并非自转基因开始。作为我们食物的主要农作物，都经过上千年的人工遗传修饰，修饰的基因数以千计，在人类的食物中很少还有"自然"食品。

其次，自然的不一定是安全的。自然界的大多数植物都不同程度地产生毒素，作为在进化过程中形成的一种防卫机制，来抵御那些危害它们的动物和昆虫。人类对动植物的几千年的改良已经大大减少了食物中的毒素水平，但众所周知很多食品仍对人体有着

不同程度的不良影响，人类的很多疾病都与食品有关。

此外，安全性只是相对的，对于一部分人群安全的食品，对另外一部分人不一定安全，如虾、蟹等海鲜食品是大多数人的美味佳肴，但对少数人则产生过敏反应。

19. 转基因作物是否会演化为"超级杂草"

人类历史上几千年的作物改良，所产生的一个总体效应是：作物遗传改良的程度越高，对人类创造的环境的依赖性就越大，在自然条件下越难生存。现代作物与其野生亲缘相比在很多性状上都发生了改变，这种改变涉及大量基因。农作物尤其是优良的农作物品种不可能因为导入一个或几个与杂草无关的基因而变成杂草。

但值得注意的是，有证据表明农作物的基因向杂草转移的现象是存在的，因此应该防止转基因向杂草的转移。对转抗除草剂基因的作物，尤其应该防止抗除草剂基因向杂草的转移而使得杂草无法控制（即成为所谓的超级杂草）。在有作物野生亲缘群落和作物近缘杂草的地区应注意监测基因的转移，采取相应的防范措施。

20. 巴西坚果事件究竟是谁惹的祸

美国先锋种子公司的科学家在对大豆作品质改良时发现巴西坚果中有一种蛋白质富含甲硫氨酸和半胱氨酸，并将这一基因转到大豆。但他们发现一些人对巴西坚果有过敏反应，而且引起过敏反应的正是这一蛋白。他们随即对带巴西坚果蛋白的转基因大豆也进行检验，发现对巴西坚果过敏的人对这种转基因大豆也过敏。于是该公司取消了这项研究计划。

这件事一度被说成是转基因大豆引起食物过敏，显然不准确。但我们可以从两个方面来看待这件事：一方面，转基因技术有可能将一些造成食物过敏的基因转移到农作物中来，因此需要防止。另一方面也说明对转基因植物的安全管理能有效地防止转基因食品成为过敏原。事实上，国际上早已有了关于能产生过敏反应的食品及有关基因的清单。

21. 帝王蝶幼虫被误杀了吗

1999 年美国康奈尔大学 Losey 等报道在实验室内以拌有转 Bt 基因抗虫玉米花粉的马利筋草喂养帝王蝶幼虫可导致死亡，这一结果被解释为转基因威胁非目标昆虫。"环境主义"组织据此提出应限制转基因玉米的生产与销售。

当年夏天，美国环境保护局（EPA）组织昆虫专家们对帝王蝶问题进行了专题研究。结论是，抗虫玉米花粉在田间对帝王蝶并无威胁，其原因是：①玉米花粉大而重，扩散不远，在田间所有花粉只落在约9米以内，在距玉米5米的马利筋杂草上，每平方厘米叶子上只发现一粒玉米花粉；②帝王蝶通常并不吃玉米花粉，它们在玉米散完粉后才大量产卵；③在经调查的美国中西部转Bt基因玉米占玉米面积的25％，但田间的帝王蝶数量却很大。美国环境保护局在最近的一个报告中指出，评价转基因作物对非目标昆虫的影响，应以野外实验为准，而不能仅仅依靠实验室的数据。

但这一事件也表明，抗虫转基因玉米还存在有待改进的地方，如可以让花粉不产生Bt杀虫蛋白，这样就可使得花粉对非目标抗虫完全没有威胁。

22. 科学界对转基因作物的态度如何

（1）全球七大科学院发出联合声明

2000年7月11日，英国皇家学会、巴西、中国、印度、墨西哥、美国科学院及第三世界科学院发表联合声明指出，应改进食品的生产和分配以满足日益增长的世界人口的生活需要，同时减少对环境的不利影响和为低收入地区提供更多的就业机会。声明强调,利用基因改造技术能生产出更有营养、更易储存和促进健康的食品,对工业化国家和发展中国家的消费者都会带来好处。应该通过有计划地一致行动研究基因改造技术可能给环境带来的正面和负面的影响,但这些影响还应与目前使用的常规农业技术所产生的影响相比较而加以评估。

(2) 全球 3000 多位科学家签署声明主持农业生物技术

由美国 Tuskegee 大学 Prakash 教授 2000 年 1 月起草的题为"科学家支持农业生物技术的声明",已征集到世界上 3000 多位科学家的签名,其中包括 DNA 双螺旋结构的发现者、诺贝尔奖得主 James Watson,绿色革命的创始人、诺贝尔奖得主 Norman Borlaug,世界粮食奖获得者、国际水稻研究所首席育种家 Gurdev Khush。该声明提出:"对植物负责任的遗传修饰既不新也不危险。如抗病虫等诸多性状已通过有性杂交和细胞培养的方法经常性地引入作物中。与传统的方法相比较,通过重组 DNA 技术引入新的或不同的基因并不一定会有新的或更大的风险,且商品化的产品的安全性由于目前的安全管理规则而得到了更进一步的保障。遗传新技术为作物改进提供了更大的灵活性和精确性"。

(3) 美国科学界的支持态度

第二章 转基因食品的是非争议

美国众议院科学委员会基础研究分委员会在对大量研究结果进行分析和许多科学家参与的听证的基础上,于2000年4月13日以"机遇的种子:对植物基因组和农业生物技术效益、安全和监理的评价"为题,向国会提交了一个报告。该报告就人们对转基因植物普遍关心的问题,得出了13点发现,提出了6条推荐意见。13点发现的要点主要是:农业生物技术具有巨大的潜在价值;没有证据表明从其它生物向植物转入基因会有特别的风险;由农业生物技术培育出的抗虫品种对帝王蝶及其它非目标昆虫的威胁实际上不显著;标识农业生物技术产品是提供误导信息,可能会使消费者对食品安全产生混乱;联邦政府的管理应重点放在植物的特性、对它计划的用途以及拟种植此植物的环境,而不是培育该植物的方法等。根据上述的结论,该报告提出了6条推荐意见,包括:国会应保证植物基因组基础研究有足够的经费;农业部(USDA)现行的、环境保护局(EPA)提出的以生物技术的产品为对象的管理办法应修改;食品和药物管理局(FDA)应保持它目前以科学为根据的管理政策;食品和药物管理局应保持它目前在食品标识上以科学为根据的政策;行政当局应努力保证农业生物技术产品市场不受到一些没有科学根据的措施的限制;管理部门、企业和科学界应教育公众,使之认识到农业生物技术的产品已经有了一个长期安全的记录。

(4) 欧洲的现况

欧洲对转基因争议较大。但是欧盟委员会为推进农业生物技术的发展做出了较大的努力。2000年7月，欧盟委员会决定要求成员国采取措施恢复公众对转基因批准程序的信心。2001年7月，欧盟委员会提出了关于对转基因产品实行标识的法案，也可看作是恢复公众对转基因信心的一项措施。

虽然遭遇到了不少反对，欧洲仍然进行了大量的转基因作物的田间试验。

(5) 我国科学界对转基因争议的反应

近年来，中国工程院、农业部等部门就转基因植物的问题组织专家进行了多次讨论。专家们认为，20世纪80年代中期启动的863计划和近期批准的转基因专项计划，使我国在植物基因组和转基因研究的许多领域都取得了相对优势。

我国20世纪90年代建立起来的农业生物安全管理法规已基本能满足从中间试验到商业化生产科学有序地管理的要求，在安全评价中所采用的"实质等同"和"个案分析"的原则是非常科学合理的。我国已批准商品化生产的转基因作物都是安全的。

我国现已培育出了一批转基因农作物材料，有些已经过了多年的田间试验，产业化的条件已完全成熟，应该进一步不失时机地推进产业化。否则，不仅会丧失我们已经取得的一些相对优势,失去在国际竞争中的先机,而且还会影响到农业生物技术及其相关领域研究的发展,并使科研队伍失去凝聚力,导致人才的进一步流失。

第三章　转基因食品，消费者有权知道

23. 世界上并不存在绝对安全的食物

　　对于食物，人们总希望它们是安全的。遗憾的是，世界上并不存在绝对安全的食物。例如，野生番茄的果实中，含有相当数量的有害配糖生物碱（番茄素）。经过多年培育，现在食用的番茄已经很少含有这种物质了。即便如此，由于仍然存在微量番茄素，如果仅仅注重含有番茄素这一数据，番茄就成了一种不可食用的食物。事实上，从日常食用量和维生素等营养成分的有益性考虑，由于有益性大于危险性，而且即使食用也极少出现问题，因此通常认为这样的食物是安全的。

　　除了番茄之外，许多食物都含有各种各样的有害物质。例如，油菜和卷心菜含有的前致甲状腺肿素，可引起甲状腺肥大；许多食品中含有的维生素A，是维持人体健康所必需的，但是一旦过量摄入，可能会导致剧烈头痛和皮炎。幸运的是，作为人们主食的大米、麦子等谷物，除了变应原之外，几乎不含有有害物质。

食物中的大多数有害物质，可通过加热或加工后清除，由于含量甚微，只要适量食用，对人体的直接有害性极低。正是在这个意义上，一般认为番茄、萝卜等农作物是安全的，可以放心食用。因此，评价食物的安全性，必须始终考虑危险性与有益性的平衡。总的原则是，只要对人体的有害性降到可忽略的程度，即可认为是安全的。

24. "实质等同"评价原则

在如何对转基因生物作安全性评价，国际上有一个广泛接受和采用的"实质等同"原则。这一原则强调，评价转基因食品安全性的目的，不是要了解该食品的绝对安全性，而是评价它与非转基因的同类食品比较的相对安全性。在评价时注重"个案分析"，即对转基因食品的安全性不一概而论。

所谓实质等同性就是利用生物技术产生的食品或食品成分是否与市场上销售的食品具有实质等同性来评价转基因和生物技术新食品的安全性，即新出现的食品，必须在与原来的食品（如果是大豆，那么就是以前食用的大豆）进行比较后，才能确认其安全性。根据基因修饰食品的表型性状、分子特征、主要营养成分、毒性物质及过敏原等特性，实质等同性可分为以下三类：

(1) 与传统食品及食品成分具有实质等同性：基因修饰生物如在表型性状和成分比较上与市售食品具有等同性，可认为其与市售食品一样安全，毋需作进一步的安全性分析。

(2) 除某些特定差异外，与传统食品及食品成分有实质等同性：指传统食品经特定的基因定向修饰后须对基因的产物作集中性安全性分析，即对目标蛋白的结构功能及基因表达产物产生的其他物质，如脂肪、碳水化合物或小分子化合物作安全性分析并证明其安全性。

(3) 与传统食品及食品成分无实质等同性：迄今为止还没有发现生物技术食品与传统食品无实质等同性的例子。即使有，也并不意味着该食品一定不安全，须对此类的表型和化学、营养成分作长期彻底的安全性评价后才能得出可靠的结论。

25. 转基因食品的安全性评价

(1) 过敏性：食物过敏反应是一种特殊的病理性免疫反应，其主要原因是人体对某种原本无害的食品过敏原产生不正常的免疫反应（不耐受反应），并产生相当量的食品过敏原特异性 IgE 免疫球蛋白。由 IgE 介导引起过敏反应的常见食物有：鱼类、花生、大豆、牛奶、蛋、甲壳纲，约占过敏反应的 90%。

由于食物过敏原几乎都是蛋白质,且过敏反应目前尚无预防措施,故将转基因食物过敏性评价设为安全性的指标之一。特别是当修饰基因供体是过敏的食物,则对此类食品的潜在的过敏性分析将成为其安全性评价的要点。

(2)毒性反应:许多生物体含有毒性物质。若修饰基因来自此类生物,则须检测转基因食品是否带有相同或相关的毒性蛋白,并与传统食品作实质等同性分析以证明其安全性。

(3)基因水平转移:转基因食品安全性的另一焦点问题是转基因食品中的外源性基因是否能够水平转移至肠道微生物或人体细胞,从而对机体的正常生理功能造成特别的影响;或在生长时释放至周围或环境生物上,从而扰乱生态平衡。从分子生物学角度来看,这种基因水平转移的可能性极小。目前尚无此类转化实例的报道,亦无扰乱人体和环境的证明,所以迄今为止,可以认为转基因食品对生态系统是安全的,当然尚须进一步的实践观察来得出最终的结论。

(4)与生物技术改良有关的食品变化产生的任何非预期影响:目前对转基因食品安全性的评估主要还侧重于对健康、营养和自然环境的负面影响。随着转基因食品社会影响的深化还可能对心理、文化和伦理产生潜在影响,WHO/FAO在新出版的转基因食品研究报告中已考虑到现代食品生物技术给人类社会带来的多方面的影响,针对这种新出现的情况要求新型的转基因食品在投入市场之前扩大评估范围,对任何有可能出现的非预期影响进行严格的风险分析和管理,预防新技术食品对人类社会的风险危害。

综上所述,食品生物技术有广阔的发展前景,转基因食品给人们带来更优质、更富有营养和保健功能的新型食品同时,也可能对人类的公共健康及自然环境安全产生潜在的影响。如何在充分评价和理解转基因食品安全性的基础上,最大限度地利用食品生物技术发展成果和益处,是现代食品技术领域面临的主要挑战。

26. 我国对转基因食品的监管

1993年12月,原国家科委颁布了《基因工程安全管理办法》,主要从技术角度对转基因生物研究进行宏观管理。

1996年7月,农业部颁布了《农业生物基因工程安全管理实施办法》,从保护我国农业遗传资源、农业生物工程产业和农业生产安全角度对转基因生物的实验研究、中间实验、环境释放和商品化生产进行管理。

2001年5月23日,国务院颁布了《农业转基因生物安全管理条例》,2002年1月7日农业部颁布了

第三章 转基因食品，消费者有权知道

它的3个配套细则：《农业转基因生物进口安全管理办法》、《农业转基因生物标识管理办法》、《农业转基因生物安全许可管理办法》，并建立了由农业部、国家发展改革委员会、科技部、卫生部、商务部、国家质检总局和国家环保总局组成的国家农业转基因生物安全管理部际联席会议制度。

2002年3月，农业部公布第一批实施标识管理的农业转基因生物目录，要求列入实施标识管理目录的大豆、玉米、棉花、油菜、番茄5大类17种农业转基因生物，必须依法予以标识。属于农业转基因生物的大豆、大豆油等产品，必须标注醒目的农业转基因生物标志，未标注或不按规定标注的不得进出口或销售。

2002年4月8日，卫生部出台了《转基因食品卫生管理办法》，就转基因食品的食用安全性和营养质量评价、申报与批准、标识、监督等进行了管理。

2006年1月16日，农业部发布了《农业转基因生物加工审批办法》。根据上述法规，中国农业转基因生物实行安全评价制度、标识管理制度、生产和经营许可制度和进口安全审批制度，对农业转基因生物的研究、试验、生产、加工、经营和进出口活动实施全面监管。

27. 国外对转基因食品的管理模式

目前国际上多数从事转基因生物研究开发的国家均已建立起相应的法律法规制度，对转基因食品的商业化生产进行规范和管理。其中有代表性的管理模式包括以下 3 种：

（1）欧盟模式：欧盟采用以工艺过程为基础的管理模式，其指导思想是认为重组 DNA 技术有潜在危险，凡是由此获得的转基因生物，都要接受安全性评价和监控。对转基因食品采取"预防"原则，先后制定了一系列法规指令，对包括转基因食品在内的整个重组 DNA 技术进行监督管理。欧盟现行的转基因产品管理法规有 1997 年通过的《关于新食品和新食品成分的规定》（258/97）、2002 年 10 月生效的《关于转基因产品在环境中的慎重释放和第 90/220/EEC 号指令的废止》（2001/18/EC）、2003 年 10 月欧盟颁布的《转基因食品及饲料条例》（欧盟议会及欧盟理事会法规第 1829/2003 号）及《转基因生物追溯性及标识办法以及含转基因生物物质的食品及饲料产品的追溯性条例》（欧盟议会及欧盟理事会法规第 1830/2003 号），对转基因产品的标签、可追溯性等问题作了详细的规定。要求所有转基因产品必须清楚标示并登记可追踪，还具体规定了转基因成分含量的阈值为0.9%。欧盟的转基因食品管理机构是欧盟食品安全局。与欧盟采取相近管理方式的有澳大利亚、新西兰等国家。

(2) 美国模式：美国采用以产品为基础的管理模式，其指导思想是认为转基因技术和生产普通食品技术并无本质区别，对于任何食品都只应考察其本身是否危害人类健康，而不论其是否为转基因技术产品。对转基因食品采取"可靠科学"原则。正是基于这一理念，美国没有像欧盟一样制定一系列专门法规来管制转基因食品，而是纳入到了现有的法律管制框架内。美国对转基因食品的安全管理最早是1986年白宫科技政策办公室（OSTP）颁布的《生物技术管理协调框架》，该文件明确了美国转基因生物安全管理有农业部（USDA）、环保署（EPA）和食品和药品管理局（FDA）分工负责。USDA负责确定转基因植物是否可能会成为有害生物，即对农业和环境是否会产生不利影响，管理转基因植物和种子的进口、运输和田间试验。对于多数常见作物的运输和田间试验，研究人员只需向USDA通报即可。对于一些不常种植的作物或风险性较大的性状，研究人员则需要提交正式申请，经许可后才可进行运输和种植。在进行田间试验的过程中，USDA要求有防止转基因扩散和进入食品的措施。转基因植物的商品化生产前，研究人员要向USDA申请对该转基因植物"解除管制"。为此，研究人员需要提供关于转基因及其植物生物学效应、对生态系统的影响等方面大量的数据。当作物进入市场后，一旦发现问题，USDA 有权停止销售。

FDA 主要负责食品及食品成分安全的管理。FDA 工作人员对研究人员提出咨询，考查有关数据，对基因来源于已知为过敏原的生物，还应进行过敏性的评价。如果转基因作物涉及毒性物质、或改变食品的营养构成、或含有新的物质成分、或带有抗生素的标记等，则需作进一步的考察。2001 年 1 月，FDA 又颁布了一项新规定，要求至少在商品化生产之前的 120 天提交各种相关资料。

EPA 管理转基因植物的环境安全性，主要监管对象为"植保型"的转基因植物，如抗虫棉花、抗病毒番茄等。EPA 监管具有含抗虫、抗菌类物质的植物及微生物的扩散、销售、利用和试验，还监管食品中的抗虫、抗菌类的物质，以及遗传修饰过的微生物。

加拿大对转基因食品的管理与美国相似，也采用自律性管理。

（3）日本模式：日本参考欧盟和美国的管理模式，采用了介于两者之间的既不过分严格也不过于宽松的管理方式，采取了基于生产过程的管理措施。日本关于转基因产品的立法主要是在"对于在农业和工业中应用重组 DNA 生物体的框架"基础上建立起来的。目前，日本已经建立了两个关于重组 DNA 生物体试验的指南和 6 个关于重组 DNA 生物体产业应用的指南。日本于 2001 年制定了《转基因食品标识法》，对已经通过日本转基因安全性认证的大豆、玉米、马铃薯、油菜籽、棉籽 5 种农产品及以这些指定农产品为主要原料，加工后仍然残留重组 DNA 或由其编码的蛋白质食品，制定了具体标识方法。日本有文部科学省、通产省、农林水产省和厚生劳动省 4 个部门进行转基因食品安全的管理。

28. 转基因食品，消费者有权知道

国际消费者联会认为，"转基因食品——消费者有权知道"。在无法简单逃避的情况下，消费者首先要知道吃的是什么，然后才能决定吃还是不吃，也就是要保护公众的知情权，尊重选择权。保护公众的知情权就是必须在转基因食品上有明确标识。

我国农业部规定转基因生物标识的标注方法：

（1）转基因动植物（含种子、种畜禽、水产苗种）和微生物，转基因动植物、微生物产品、含有转基因动植物、微生物或者其产品成分的种子、种畜禽、水产苗种、农药、兽药、肥料和添加剂等产品，直接标注"转基因××"。

（2）转基因农产品的直接加工品，标注为"转基

因××加工品（制成品）"或者"加工原料为转基因××"。

（3）用农业转基因生物或用含有农业转基因生物成分的产品加工制成的产品，但最终销售产品中已不再含有或检测不出转基因成分的产品，标注为"本产品为转基因××加工制成，但本产品中已不再含有转基因成分"或者标注为"本产品加工原料中有转基因××，但本产品中已不再含有转基因成分"。

第一批列入目录的农业转基因生物是：大豆种子、大豆、大豆粉、大豆油、豆粕、玉米种子、玉米、玉米油、玉米粉、油菜种子、油菜籽、油菜籽油、油菜籽粕、棉花种子、番茄种子、鲜番茄、番茄酱等。

卫生部出台的《转基因食品卫生管理办法》规定：食品产品中（包括原料及其加工的食品）含有基因修饰有机体或/和表达产物的，要标注"转基因××食品"或"以转基因××食品为原料"。

转基因食品来自潜在致敏食物的，还要标注"本品转××食物基因，对××食物过敏者注意"。

按照规定，消费者在购买转基因食品时，可向经营者询问商品的性能、质地、有效期限、生产厂商等问题，经营者有义务、有责任向消费者说明情况。而生产厂商则要在标牌上把产品的基本情况介绍清楚。

29. 转基因食品的标识政策

各国对转基因食品标识的管理存在较大的差异。美国对食品安全的管理由 FDA 负责，对食品标识的总原则是"真实、不误导"，要求标识食品的成分、营养组成、过敏性等。他们认为不应将转基因食品作为一类特殊食品进行特别标识。

日本从 2001 年 4 月开始对转基因食品实行标识。他们表示，标识的目的不是基于安全性的考虑，而是给消费者提供"知情权"和"选择权"。其基本做法是由管理部门每年提出应该标识的食品种类的清单。对于转基因的 DNA 或蛋白质可被检测到，所用的转基因作物原料在该食品中为 3 种最大量成分之一、且转基因作物原料重量超过 5％ 的食品（如豆腐、豆奶、煮熟的大豆、玉米点心等），应作标识。反之，如果 DNA 或蛋白质不能被检测到，或在所用原料中不为 3 种最大量成分之一、或在重量上达不到 5％（如油、酱油、玉米糖、马铃薯制品等），则不必标识。

欧盟也要求食品生产商向消费者说明食品中是否含有转基因成分，旨在给消费者选择转基因食品的自由，并要求对从生产到销售的全过程实行代码跟踪管理。具体标注的方法是：在出售食品的旁边放一个说明标签(而不是印在食品包装上),如果食品中转基因含量超过 1%,且产品有配料成分清单,则须在配料单后注明"配料是由转基因大豆(或玉米)制成的",或标明"添加剂和香精为转基因产品";如果没有配料清单,则在产品标签上直接注明"此食品含有转基因成分"。

30. 非转基因食品

正当转基因食品仍"犹抱琵琶半遮面"之时,"非转基因食品"却高举大旗抢先亮明身份了。

何谓"非转基因"IP(Identity Preservation)?为防止在食品、饲料生产中潜在的转基因成分的污染,从非转基因作物种子及其田间种植到产品收获、运输(出口)、加工及进入市场的整个生产供应链中进行严格的控制、转基因检测、可追溯信息建立等控制措施,确保非转基因产品的纯粹性,并能提高产品价值的生产和质量保证体系。

"非转基因"IP 认证业务是中国检验认证集团从国外引进的新兴的认证项目。中国检验认证集团于 2003 年与德国基因时代公司达成合作协议,利用其先进的 IP 技术,为我国广大食品、饲料企业提供 IP 认证服务,对广大食品、饲料企业的好处:增加产品身份透明度;提高产品价值,增加企业经济效益;有

第三章 转基因食品，消费者有权知道

利于产品出口，避免产品出口贸易中的技术壁垒；提升企业形象，提高企业在国内外市场的竞争力；产品可使用 IP 认证标志，免于转基因食品必须标识的规定。

附录 基因科学大事记（1859—2006年）

1859年：达尔文出版《物种起源》 …………… 147
1866年：孟德尔通过豌豆试验 ……………… 148
1869年：米舍尔首次分离出DNA …………… 149
1909年：约翰森提出"基因"术语 …………… 150
1911年：摩尔根提出染色体遗传理论 ……… 152
1953年：科学家提出DNA分子双螺旋结构模型
………………………………………… 153
1956年：首次发现基因变化可引起疾病 …… 156
1958年：发现DNA复制为"半保留式"复制
………………………………………… 157
1966年：破译遗传密码 ……………………… 158
1975年：科学家发明DNA测序方法 ………… 161
1983年：首次对疾病基因完成定位 ………… 163
1987年：科学家完成首张人类基因图谱 …… 164
1990年：人类基因组工程启动 ……………… 164
1992年：第二代人类基因组遗传图诞生 …… 165
1993年：美国制订人类基因组计划新的五年计划
………………………………………… 166
1994年：转基因西红柿上市 ………………… 167

1994年：详细的人类遗传图诞生 …………… 168
2003年：人类基因组计划序列图完成 ………… 168
2004年：精度大于99%的人类基因组完成图公布
　　　　………………………………………… 172
2005年：破译"生命软件"密码 ……………… 173
2006年：遗传的复杂性 ………………………… 174

附录　基因科学大事记（1859—2006 年）

1859 年：达尔文出版《物种起源》

查尔斯·达尔文，1809 年生于英国一个富裕家庭。在剑桥大学攻读神学期间，达尔文受植物学家的影响对博物学产生了兴趣。

1831 年，22 岁的达尔文以博物学家身份，随海军考察船"比格尔"号开始了为期 5 年的环球旅行。途中，达尔文考察过火山，经历过地震，并采集了大量动、植物标本和化石。同时他还利用旅途闲暇时间阅读了大量书籍，其中包括莱伊尔当时的新著《地质学原理》。刚开始，达尔文并不相信莱伊尔提出的物种均变论观点，但旅行中他观察到，许多相似的动物生活在地理位置相距甚远的地区，而相邻地区却又居住着相似但不相同的物种，如加拉帕戈斯群岛的自然条件相似，但各岛栖息的鸟和龟却大不相同。这种现象让达尔文逐渐开始接受莱伊尔的均变论。

1837 年，达尔文想到，只要承认物种可变，且具有共同的祖先，旅行中遇到的问题便可以得到合理的解释。他相信进化是在充满各种物种的生态环境中进行的，这一思想为生态学奠定了基础。1854 年，达尔文将研究结果写成文稿。1859 年 10 月 24 日，达尔文的著作《物种起源》出版，立即被抢购一空。至 1872 年时，该书已再版 6 次。

达尔文在书中提出以下观点：不同的动植物并非从世界一开始就固定不变，而是在适应各种外界因素（如地理条件、食物供应）的过程中发展起来的。他认为，只有那些能适应环境的物种才能生存。这种设想被认为是对大自然残酷的、无神论的解释，因此引起宗教界的强烈反对。但由于它构思完善，并以20多年来搜集与观察所得的资料为根据，得到了赫胥黎和胡克等科学家们的积极支持。

1866年：孟德尔通过豌豆试验

格里高·孟德尔，1822年出生于奥地利一个农民家庭。家境贫寒的他进了布隆的奥古斯丁修道院，成为一名修道士。1851—1853年，孟德尔在维也纳大学的学习，为他打下了扎实的自然科学功底。

之后，在修道院孟德尔对多种生物学问题进行探索。他研究了豌豆象鼻虫；种了34个株系的豌豆；饲养了50箱蜂，试图用来自美国、埃及、欧洲的蜂群进行杂交。在1856年及以后8年的时间里，孟德尔用选出的22种豌豆进行了7组具有单个变化因子的一系列杂交试验。孟德尔创造性地将所有的杂交种后代进行了统计分析，创立了著名的3∶1比例。这一发现后来被柯灵斯总结为"性状分离定律"（孟德尔第一定律），即一对基因在杂合状态时各自保持相对的独立性，在配子形成时又按原样分离到不同的生殖细胞中；"自由组合定律"（孟德尔第二定律），即非等位基因在配子发生时进行自由组合。

1884年，孟德尔因慢性肾脏疾病去世。接替他的修道院院长烧毁了他的私人文件，使世人几乎看不到关于孟德尔试验的原始资料，也无法了解他设计试验时闪现出的灵感火花。孟德尔是幸运的，他选择了豌豆中某些具有相对简单遗传基础的性状作为研究对象。同时，孟德尔的工作也是超前的。在19世纪，关于遗传机制问题的概念同孟德尔的遗传因子思想并不一致，"泛生论"、融合遗传、获得性遗传等理论在当时很流行。因此，孟德尔的论文发表后一直没有引起重视。

直到20世纪初，三位植物学家——德佛里斯、柯灵斯和丘歇马克同时独立地从新发现了孟德尔的论文，共同论证了报告的真理性，才使孟德尔的工作被人理解并得到正确的评价。人类对遗传现象困惑不解的时代自此逐步结束，一个基于科学实验来探讨生物以及人类自身遗传奥秘的新纪元随之来临。

1869年：米舍尔首次分离出DNA

F·米舍尔，1844年生于莱茵河畔瑞士巴塞尔，父亲是一名解剖学教授。1868年获得医学博士学位

附录 基因科学大事记（1859—2006年）

后，他前往德国南部蒂宾根，投奔到被誉为天才化学家的 E·霍佩-赛勒门下。

当时正值克里米亚战争时期，研究所附近有家医院照料着受伤的士兵，米舍尔到该医院检查研究伤员用后的绷带，期望能发现有价值的东西。功夫不负有心人，在伤口脓液的白细胞细胞核中，米舍尔找到一种由大分子构成、含有磷和氮的物质。起初米舍尔认为该物质源于细胞核，便称它为核素。由于这种物质同当时人们所知的细胞中其他物质差异甚大，于是霍佩-赛勒亲自重复了研究工作，之后才同意米舍尔在杂志上发表研究成果。

1872年他被巴塞尔大学聘请为教授，继续从事研究工作。1874年，米舍尔将他发现的物质分离成蛋白质和酸分子后，改称其为核酸。现在，人们称米舍尔发现的物质为脱氧核糖核酸（DNA），它作为染色体的一个组成部分而存在于细胞核内，是生物的遗传物质，携带着遗传信息。

1909年：约翰森提出"基因"术语

1857年，丹麦植物学家和遗传学家威尔海姆·约翰森出生于哥本哈根。1881年，约翰森来到嘉士伯实验室，在著名丹麦化学家约翰·基耶达手下工作。在这里，约翰森对植物种子、块茎和花蕾的休眠

附录 基因科学大事记（1859—2006年）

和发育新陈代谢进行了研究。1892年，约翰森受聘成为哥本哈根农业学院的讲师，并最终成为植物学和植物生理学教授。

约翰森最为著名的研究是关于红草豆的实验。约翰森发现，由一粒种子产生的连续世代的个体具有相同的遗传单位，他称之为"纯系"。大约在1905年，他证明了大小相同的种子可以长出大小不同的植株。他据此认为，植物的外表特征即"表型"虽然不同，但具有相同的遗传单位，也就是保存了共同的"基因型"。然而，他创造的"表型"和"基因型"在当时并没有被广泛接受，因为那时人们普遍认为蛋白质是导致植物表观结构和遗传特性的原因，因此所有的特征似乎可以归结为单一分子。直到进入20世纪40年代和50年代，分子生物学发现遗传物质从化学上来说不同于蛋白质时，表型和基因型的区别才被实验证明是确实存在的。

约翰森另一项重大的贡献是他在1909年"创造"了"gene（基因）"一词。约翰森支持荷兰植物学家德弗里斯突变能引起基因型变异的观点，所谓突变就是新种的性状突然自发地出现。这种新性状在最初出现时与自然选择无关，以后才受达尔文所说自然选择的支配，在未来的世代中不是存在就是消失。1905年，约翰森出版了《遗传基础》一书。1909年，该书经重写、扩充并翻译成德文，成为遗传学的基础教科书之一。也就是在这一年,约翰森正式将德弗里斯提出的术语"gangenes"简化为"gene(基因)"。"gene"源于希腊文字"genos",意思是"birth(出生)"。现在不少常用的生物学单词,如"genome(基因组)"等就是它的派生词。

1911年:摩尔根提出染色体遗传理论

1866年,托马斯·摩尔根出生于美国肯塔基州。1904年,摩尔根来到哥伦比亚大学任实验动物学教授。之后,摩尔根开始用果蝇做遗传实验,许多年轻的研究生很愿意去他的实验室参加实验。转眼之间,他的实验室就被养果蝇的瓶子占满,他的实验室也被称作果蝇之家。

1910年4月,他的一名学生偶然发现有一只果蝇的眼睛不同于一般果蝇的红色,而是白色的。用这只雄性白眼果蝇与正常的红眼雌蝇交配,所生的F1代全部是红眼果蝇。按孟德尔的观点,白眼基因对红眼基因是隐性的。再使F1代自交,在所生的F2代中,令人吃惊的是这些白眼果蝇都是雄性的。此后,摩尔根又做了大量实验,研究了"残翅"、"黄身"等许多变异现象。

发现"白眼"和"残翅"都仅仅出现在雄蝇上后,摩尔根相信孟德尔的独立分配定律的明显偏差是由于连锁作用,即两个性状可以由一个染色体携带。这两个突变体的进一步杂交实验显示,同源染色体上的基因发生了"交换"(我们今天称之为重组)。这支持了詹森斯1909年提出的染色体"交叉型假设"。随后他又研究了"白眼"和"黄身"间非常低的重组现象。摩尔根认识到,基因在染色体上线性排列,基因间距越大,交换的机会就越大,可以由交配实验确定的重组几率,来测量染色体上基因间的相对距离。1911年,摩尔根提出了染色体遗传理论,指出同一染色体上基因间的重组程度是它们空间距离的量度,他的学生斯特蒂文特据此绘出了世界上第一张染色体图。

摩尔根是现代遗传学的奠基者,他通过著名的果蝇实验,证明并发展了孟德尔遗传学理论。他认为染色体是遗传性状传递机制的物质基础,而基因是组成染色体的遗传单位,基因的突变会导致生物体遗传特性发生变化。摩尔根由于基因理论获得了1933年的诺贝尔生理学或医学奖。

1953年:科学家提出DNA分子双螺旋结构模型

进入20世纪50年代,人类在遗传学方面的研究实际上跨过了4个台阶——认为细胞是遗传物质;提出细胞核为遗传物质;追踪到染色体;将目标锁定为

附录　基因科学大事记（1859—2006年）

脱氧核糖核酸（DNA）。而第4个台阶的跨越得益于1952年美国生物学家艾尔弗雷德·赫尔希和玛莎·蔡斯合作完成了融合实验。他们发现噬菌体DNA是侵染时进入寄生主细胞的基本成分，从而证实噬菌体的遗传物质是DNA，而不是蛋白质。

　　DNA由核苷酸组成，而核苷酸由一个磷酸基团、一个脱氧核糖和一个含氮碱基构成。组成DNA的核苷酸中的含氮碱基共有4种，它们是腺嘌呤、鸟嘌呤、胞嘧啶和胸腺嘧啶，分别用字母A、G、C和T表示。核苷酸相互连接形成一条链，链上磷酸基团和脱氧核糖交换出现。奥地利生物学家查加夫在1948年至1952年对DNA中4种碱基的含量进行了精确测定，发现在任何细胞的DNA中，腺嘌呤的量同胸腺嘧啶的量相当，而鸟嘌呤的量同胞嘧啶的相当。

　　在认识DNA组成的同时，部分科学家试图了解它的内部结构。英国生物物理学家M·威尔金斯根据同事R·富兰克林关于DNA的X射线衍射图，提出核酸分子为螺旋状，螺旋上的圈形成了在X射线下看得见的重复单元。

　　1951年，在意大利召开的分子结构会议上，美国生物化学家詹姆斯·沃森听了威尔金斯关于DNA晶体衍射分析的阶段性学术报告后，开始从事用X射线晶体衍射法分析生物大分子的研究。

　　詹姆斯·沃森，1928年出生于美国芝加哥。

附录　基因科学大事记（1859—2006年）

1950年获得印第安纳州立大学博士学位。1951年秋，沃森来到英国剑桥大学从事蛋白质和多肽晶体结构的分析研究。在那里，他同1949年就开始在剑桥大学学习，并在佩鲁茨指导下完成《多肽和蛋白质的X射线分析研究》博士论文的弗朗西斯·克里克相遇，并成为知己。

相遇在英国剑桥大学的沃森和克里克一致认为，解决DNA分子结构问题是打开遗传之谜的关键。从1951年11月到1953年4月的18个月中，沃森和克里克合作从事DNA分子结构的研究，并于1953年4月在《自然》杂志上发表了题为"核酸分子结构"的论文。

沃森和克里克的DNA双螺旋结构模型阐述了DNA的一些重要特性：DNA的双螺旋主链由核苷酸中的糖和磷酸部分构成，核苷酸中的碱基同螺旋链横向连接；核苷酸中的碱基通过氢键连接成特殊的碱基对，A总是和T相对，C总是和G相对；双螺旋的两条主链走向相反。

DNA双螺旋分子结构模型的提出，表明遗传学的研究从细胞水平进入到分子水平，这是分子生物学形成的一个重要标志。沃森和克里克的DNA分子结构模型对人们认识蛋白质合成、DNA复制和突变具有重要意义，为此他们同威尔金斯分享了1962年诺贝尔生理学或医学奖。

附录　基因科学大事记（1859—2006年）

1956年：首次发现基因变化可引起疾病

弗农·英格拉姆于1950年在伦敦伯克拜克学院获得博士学位。1952年，他应邀来到英国政府设在剑桥大学卡文迪什实验室的医学研究理事会研究机构工作，主要研究镰刀形细胞贫血病。

镰刀形细胞贫血病发现于1910年。科学家在20世纪40年代末才了解到其发病是血红蛋白发生变化引起的结果，但是，没有人知道血红蛋白发生变化或出现缺陷的根本原因。通过电泳和色谱法分析，英格拉姆发现正常与异常蛋白之间的差异并不十分明显。1956年，他表示镰刀形血红蛋白中的缩氨酸同正常的缩氨酸微小的差别是：在变异缩氨酸中β链位置6上，缬氨酸取代了谷氨酸。英格拉姆的发现不仅有力地证实了比德尔和塔特姆提出的"一个基因一种酶"的假设，而且为人类认识镰刀形细胞贫血病的发病机理奠定了基础。

英格拉姆的研究向人们证实，蛋白质中即使是单一氨基酸发生变化，都会引起复杂的临床疾病。如今，科学家已发现许多疾病（如血友病和囊肿性纤维化）均由单一基因变化引起。

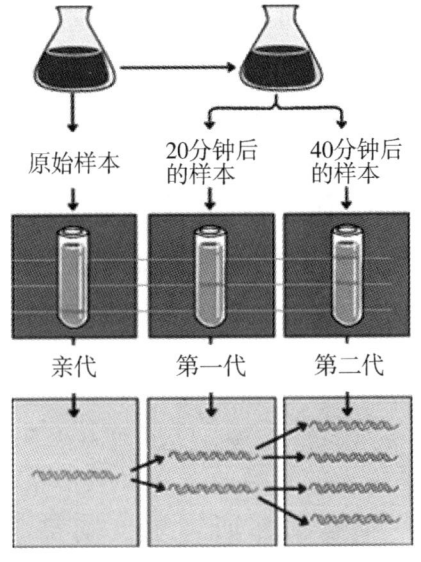

1958 年：发现 DNA 复制为"半保留式"复制

美国科学家马修·梅塞尔，1930 年出生于科罗拉多州的丹佛。他青年时期求学于加州工学院，攻读物理化学。毕业后留校工作，并受聘为教授。1976 年，梅塞尔前往哈佛大学工作。

福兰克林·斯塔尔，1929 年出生于马萨诸塞州的波士顿，曾求学于哈佛大学和罗切斯特大学。1955 年至 1958 年在加州工学院工作。1970 年受聘为俄罗冈大学教授。

1957 年，梅塞尔和斯塔尔利用大肠杆菌

(E. Coli) 研究遗传物质 DNA。在这项经典实验中,他们先将大肠杆菌放入只含有 ^{15}氮(^{14}氮的同位素)的营养基中培养,然后将这些大肠杆菌转移到只含 ^{14}氮的营养基中。最后把得到的大肠杆菌 DNA,采用密度-梯度离心法分离,梅塞尔和斯塔尔发现提取到的 DNA 共分 3 种。它们分别是只含 ^{15}氮的 DNA、只含 ^{14}氮的 DNA 和既含 ^{15}氮又含 ^{14}氮的 DNA。将既含 ^{15}氮又含 ^{14}氮的 DNA 进行加热,DNA 分成两部分:一条重链和一条轻链。他们得出的结论是,新 DNA 分子由一条遗传来的重链及一条新合成的轻链所组成。

1958 年,梅塞尔和斯塔尔证明细胞在分裂时,细胞的复制是"半保留式"的,即 DNA 两条长链解开,每条单链均成为模板形成一条与之对应的新链,然后一同进入子细胞。

1966 年:破译遗传密码

遗传密码是以核苷酸排列顺序表示的遗传信息单位。核苷酸的排列顺序决定构成蛋白质的氨基酸的排列顺序。构成核糖核酸的核苷酸的碱基共有 4 种,它们是尿嘧啶、胞嘧啶、腺嘌呤和鸟嘌呤,分别用 U、C、A 和 G 来表示。核苷酸之间的差异决定于 4 种碱基的差异。每 3 个碱基组成一个单位,成为密码子,它决定产生何种氨基酸。

附录 基因科学大事记（1859—2006年）

遗传密码的破译是多名科学家研究的结果。破译的突破口是美籍西班牙生物化学家赛弗罗·奥乔亚所完成的研究。他于1955年从细菌内分离出核糖核酸聚合酶——多核苷酸磷酸化酶，这种酶能够从脱氧核糖核酸中复制核糖核酸分子。该酶的发现帮助奥乔亚用人工合成的方式获得核糖核酸，从而让科学家了解基因内的遗传信息通过核糖核酸中间体而"翻译"成各种酶的过程。这些酶决定了每个细胞的功能和特性。

美国生物化学家马歇尔·尼伦伯格和美籍印度裔生物化学家哈尔·科拉纳采用在大肠杆菌的提取物中添加合成核糖核酸，并观察出现何种多肽的方式揭示了遗传密码。他们根据奥乔亚发明的方法，用尿嘧啶核苷酸合成出多尿苷酸（由U即尿嘧啶的长链组成，它只有一种密码子UUU），然后将多尿苷酸加进一

附录　基因科学大事记（1859—2006 年）

个含有各种氨基酸、酶、核糖体以及合成蛋白质所需的其他成分的系统中。随即他们在系统中偶然发现了一种仅由苯丙氨酸（一种氨基酸）组成的蛋白质。这意味着 UUU 与苯丙氨酸相对应。于是，尼伦伯格他们找到了密码词典中的第一个词条。

　　基于上述研究，尼伦伯格他们在以尿嘧啶核苷酸为主的溶液中加入少量腺嘌呤（A）核苷酸，这样溶液中不仅有密码子 UUU，偶尔还会出现 UUA、AUU 或 UAU 密码子。将溶液加进研究系统中，尼伦伯格获得的蛋白质主要是苯丙氨酸，但也偶尔含有亮氨酸、异亮氨酸和酪氨酸。

　　采用此方式，尼伦伯格他们在 1967 年完成了全部密码词典。4 种碱基 U、C、A 和 G 每 3 个构成一组的排列共有 64 种，而生命中的氨基酸只有 20 来种，因此它们之间出现了非一一对应的关系。其原因是密码子存在着简并的情况。例如，GAU 和 GAC 可以分别代表天门冬氨酸，而 GUU、GAU、GUC、GUA 和 GUG 全都代表甘氨酸。此外，还存在着一些"标点符号"。密码子 AUG 不仅代表甲硫氨酸，而且显然还表示一条链的开始，可以说它是一个大写字母。UAA 和 UAG 却表示一条链的终止，它们是句号。

　　1968 年，尼伦伯格、科拉纳和霍利共获诺贝尔生理学或医学奖。

附录 基因科学大事记（1859—2006 年）

1975 年：科学家发明 DNA 测序方法

1975 年，英国的弗雷德里克·桑格和美国的沃尔特·吉尔伯特分别发明测定 DNA（脱氧核糖核酸）内核苷酸排列顺序的方法。

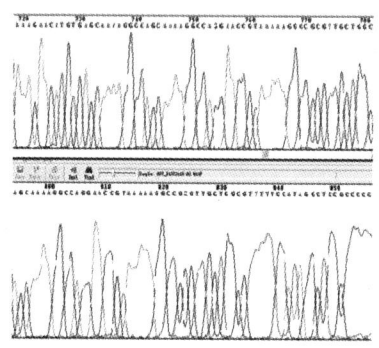

桑格于 1918 年出生在英国。进入剑桥大学后，桑格决心攻读生物化学专业，他认为生物化学是真正了解生命事物的途径，同时也是更加科学地解决众多医学问题的基础。1943 年他取得博士学位。经过 10 多年的努力，他于 1955 年确定了牛胰岛素的结构，从而为胰岛素的实验室合成奠定了基础，并促进了人们对蛋白质的研究。为此，桑格在 1958 年获得了第一个诺贝尔化学奖。

附录　基因科学大事记（1859—2006年）

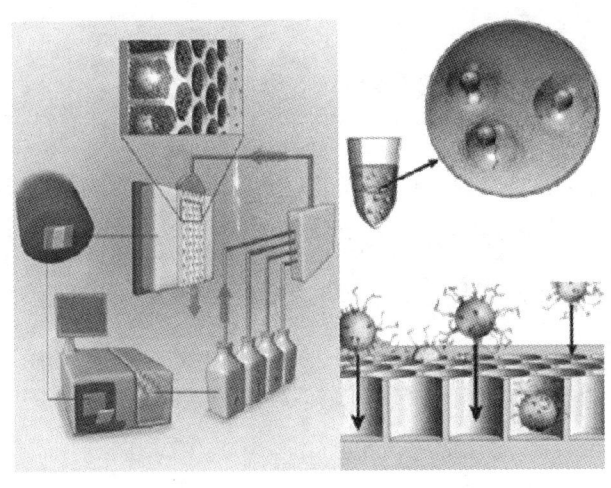

吉尔伯特1932年生于美国波士顿，1953年毕业于哈佛大学，主修课程为化学和物理学。1955年进入剑桥大学学习，1957年获得博士学位。学习完成后主要从事物理学方面的研究。1960年夏天参加了一次关于mRNA的实验后，开始转向分子生物学研究。

吉尔伯特发明排序测定法主要是了解细菌染色体的结构，染色体控制着遗传信息的解读。桑格的方法则是首次完整地测定一个DNA分子的核苷酸排序，用此方法，他成功地测定了病毒phiX174中的DNA分子内5375个核苷酸的排序。此外，桑格的方法也可以用于人类的DNA的测序。值得一提的是，人类DNA测序的应用曾引出一个惊人的发现，这就是遗传密码不是统一的，也就是说，所有的有机体，从病

附录 基因科学大事记（1859—2006年）

毒、细菌到人类，遗传密码并不完全相同。

在吉尔伯特和桑格研究出 DNA 测序技术前，美国斯坦福大学的保罗·伯格于 1972 年研究出 DNA 重组技术。DNA 测序法同 DNA 重组技术结合起来，使人们不断认识了遗传物质结构和功能的有效工具。DNA 排列顺序的确定对规划正确和高效的 DNA 重组技术十分重要。鉴于三位科学家的研究成果关系紧密，他们分享了 1980 年诺贝尔化学奖。

1983 年：首次对疾病基因完成定位

亨廷顿病（英文为 Huntington's disease，简称 HD）为人类中枢神经系统中的一种遗传性疾病，通常人们在成年期发病。疾病导致大脑中特殊神经元死亡，患者会出现特殊的痉挛现象、身体僵硬和痴呆，病症会逐渐恶化。研究发现，无论男女都有发病的可能。美国现有 3 万多名亨廷顿病患者，另有 15 万人存在着发病的可能。

经过研究，科学家发现 HD 基因突变是导致亨廷顿病的原因，并于 1983 年在人体第 4 条染色体中确定了 HD 基因的位置，1993 年又成功地对 HD 基因进行了克隆。HD 基因突变是 DNA 中对 huntingtin 蛋白质进行编码的核苷酸不断复制的特性扩张，随着核苷酸密码子三联体（CAG）不断复制，数量越来越大，病人发病的年龄趋于年轻。

在发现 HD 基因后，研究人员开发出一种新的预测性的检查手段，帮助那些可能发病者了解他们自己是否出现病变。现在，研究人员仍然在试图弄清导致三联体复制的机制，只有明白了机制，才有希望寻求到治疗该病和其他类似疾病的有效方法。

1987 年：科学家完成首张人类基因图谱

科学家以其包括 393 个限制性片段长度多态性（RFLPs）为标识，绘制出首张比较完整的人类基因组连锁图，此连锁图包含了人类基因组 95％ 的基因。使用限制性内切酶分解基因时，不同长度的 DNA 切出的片段长度也不同，可以根据这些特性来分析基因序列。实验中，科学家对 21 个 3 代家庭的 DNA 样本，进行连锁分析与物理定位。

每张基因图谱都使用了像 RFLPs 这样的各式各样的标识，通过追踪不同人群基因的遗传差异，就能够找出产生疾病的基因。

1990 年：人类基因组工程启动

1990 年，人类基因组工程正式启动。与此同时，美国国家卫生研究所和能源部确定了在人类基因组工程第一个 5 年中预计实现的目标。这些目标中包括完成人类基因组图谱和弄清人体 DNA 中约 32 亿个核苷酸的排列顺序；完成与生物学研究密切相关的其他生物的基因组图谱和排序，这些生物包括大肠杆菌、酵母、线虫、果蝇和老鼠；开发分析 DNA 的技术，如向研究界发放遗传信息和提供使用信息的工具、开发用于大规模 DNA 分析的软件；以及研究人类基因组工程中伦理、法律和社会关系问题。

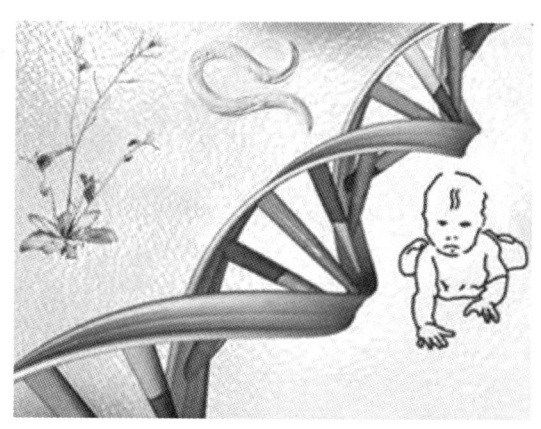

1992 年：第二代人类基因组遗传图诞生

在科学家以 RFLPs 作为遗传学标记绘制出第一张人类基因组遗传图谱（连锁图）5 年后，1992 年 10 月，法国的科学小组又以微卫星作为遗传标记完成了第二代基因组图。相比于 RFLPs，微卫星序列更加容易发现与鉴别。

每一代基因组遗传图谱都为遗传学家更快地找出致病基因提供了帮助，如果致病基因与遗传标记同时遗传给了下一代，那就意味着这个基因就在遗传标记附近。

1993 年：美国制订人类基因组计划新的五年计划

由于科学家的不懈努力以及一些新技术的应用，人类基因组计划的进展速度超出了在 1990 年制订目标时的预期，为此，美国国家卫生研究所与能源部决定对原目标做出调整，他们组织了一系列会议，征求了来自科学家、感兴趣的学者以及公众代表的意见，1993 年 10 月，人类基因组计划（HGP）新的五年计划终于正式出台。

在新的计划中，确定了更加详细的遗传图和物理图新目标，开发高效的测序策略，鼓励新技术的研究。主要内容包括：人类基因组的基因图的构建与序列分析；人类基因的鉴定；基因组研究技术的建立；人类基因组研究的模式生物；信息系统的建立。其中的最重要的任务就是人类基因组的基因图构建与序列分析，计划完成遗传图、物理图和序列图。

除了美国以外，世界其他国家也开始了基因测序工作，英国、日本、法国、德国，还有中国先后参加到人类基因组计划中来。此外，加拿大、丹麦、以色列、瑞典、芬兰、挪威、澳大利亚、新加坡、前苏联和东德也都开展了不同规模、各有特色的人类基因组研究。

1994年：转基因西红柿上市

美国食品和药品管理局（FDA）于1994年5月批准首个转基因食物——西红柿FLAVRSAVR进入消费市场。FDA相信该转基因西红柿与普通育种生长的西红柿同样安全。

FLAVRSAVR西红柿的培育者是成立于1980年、总部设在加利福尼亚州的Calgene公司。通常，西红柿中存在着多聚半乳糖醛酸酶（PG）基因，它编码的酶具有促进西红柿成熟的作用。Calgene公司利用抗感觉（ANTI－SENSE）技术阻碍了西红柿中多聚半乳糖醛酸酶基因的表达，从而培育出了转基因西红柿。FLAVRSAVR西红柿在采收后能保持其结实状态，这样它们在运输前、在保留其枝藤的情况下能存放更长的时间。

转基因西红柿获准上市，标志着FDA首次完成对转基因农产品的评估和放行。在批准该转基因西红柿上市的同时，FDA还表示，由于该转基因西红柿的改变很小，因此不足以要求公司在标签上给予特殊的说明。

1994年：详细的人类遗传图诞生

人类基因组计划在1993年制定的五年计划中，基本目标之一就是要在1995年完成详细的人类基因组遗传图。遗传图是人们寻找疾病基因十分关键的一步，它帮助研究人员确定基因位于哪条染色体上，同时找到它在染色体上的大致位置。提出制作人类基因图是基于这样一个观念，这就是如果一个特殊的基因标记与疾病基因同被遗传，那么疾病基因有可能与基因标记相邻。遗传图包含的基因标记越多，标记附近存在特殊基因的可能性就越大。

研究人员在1994年9月完成了遗传图，比原定计划提前了1年。此外，遗传图比原先设想的"密度"要高，这意味着它含有更多的遗传标记。资料显示，遗传图上共有近6000个标记，标记间的平均距离为70万个碱基对。遗传图是人类基因组计划实现的第一个重要目标。

2003年：人类基因组计划序列图完成

在人类基因组计划（HGP）中有4张图，分别是遗传图、物理图、转录图和序列图。在绘制出详细的遗传图后的第二年即1995年，科学家又完成了物理图。HGP取得了飞快的进展，大肠杆菌、酵母、果蝇、老鼠等模式生物的基因测序工作也先后完成。科学家在2000年完成了HGP工作草图，并最终在2003年完成了人类基因组计划序列图，正确率超过99.99%。

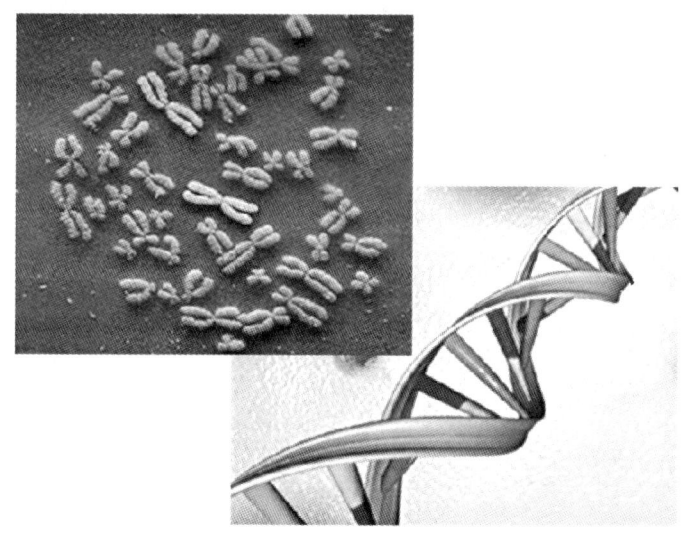

测序本身是一种比较机械的工作，需要投入大量人力来完成实验，并分析实验结果，而要想更多更快地取得成果，就必须着眼于新技术和新方法的开发。两代测序仪的出现大大加速了HGP的进程，美国的PE公司先后在1992年和1998年推出自动测序仪，大大减少了人工的操作，缩短了实验时间。

附录　基因科学大事记（1859—2006 年）

但新技术应用在促进科学发展的同时，也给科学的发展埋下了巨大的隐患，它甚至差点扼杀了人类基因组计划。专利曾经为科技的进步发挥了不可磨灭的作用，它保护了科学家的知识产权，刺激了投资科学研究的积极性，促使科研成果更快地为人类服务。在新技术和新产品被授予专利的同时，基因——作为一种研究成果也开始被授予专利。现在，已有超过 1200 个人类基因被授予了专利。然而，专利的限制会提高科研与生产成本，信息垄断将严重阻碍对基因的研究。因为人类基因组为世界上每个人共同所有，所以专利限制损害的其实是全人类共同的利益。美国国会经过多次激烈的讨论，最终听取主流科学家的意见，继续支持 HGP。

1998 年 PE 等公司出资成立了赛蕾拉公司，独立进行人类基因组测序，为了获取更多的利益，赛蕾拉公司表示只会部分公布实验数据，对重要基因收取"使用费"。与 HGP 的不同，赛蕾拉公司的测序工作并不绘制"工作草图"，它采用一种叫"鸟枪法"的策略，先大范围地对各基因片段随机进行测序，最后再来拼接。这种方法成本更高，但速度也更快，主要的困难在于拼接容易出错，在实际工作中，赛蕾拉公司使用了 HGP 免费公布的遗传图、物理图。

为了保证 HGP 的顺利进行，1997 年 2 月，各国研究者与官员在百慕大确立了基因测序快速公布、无

附录 基因科学大事记（1859—2006 年）

偿使用的原则，这一原则后来被称为"百慕大原则"。2000 年，美国前总统克林顿与英国前首相布莱尔又发表联合声明，免费公布 HGP 测序工作中得到的原始数据，以保障公众能够最大限度地从人类基因组计划中获益。

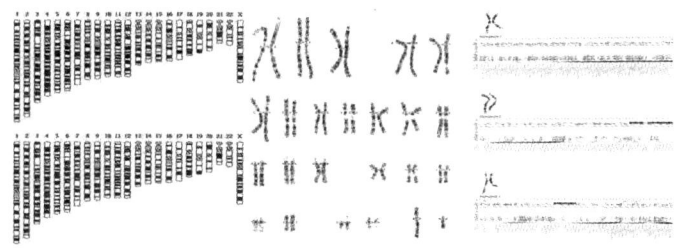

关于基因的社会、道德、法律问题的讨论也一直在继续，1995 年，美国修订了《美国残疾人法案》，立法保护基因测试显示有患病可能的个人在工作中不受歧视；1996 年，美国国会又通过法案，保障个人在健康保险中不受基因歧视；2000 年，克林顿还签署了一项行政命令，规定政府不得要求雇员进行基因测试，不得因为基因信息剥夺雇员的晋升机会。基因信息在美国被作为个人隐私加以保护。美国能源部与国家卫生研究所建议在条件成熟的情况下，从公众健康角度出发，可以进行基因测试。

想要了解人类基因组中更深层次的含义可能还需要几十年的时间，我们将更清楚疾病的起因，也将更

附录　基因科学大事记（1859—2006年）

了解生命的本质。基因工程是一把双刃剑，利用得好将造福于人类，反之，也可能带来严重的灾难。

希腊历史学家修希德底斯曾说：真正的勇者是对现状有清晰认识的人，不论前面是荣耀还是危险，他们都勇敢地去面对未来。

2004年：精度大于99％的人类基因组完成图公布

参与"人类基因组计划"的科学家在2004年10月21日出版的英国《自然》杂志上公布了最新的人类基因组图谱。此次更为精确的计算表明，人类基因数量实际在2万到2.5万之间，明显少于此前的估计。

经过多国科学家近3年的精心"雕琢"，一张精度达99.999％、误差小于十万分之一的人类基因组完成图绘制完成，原本遗漏了15万个细节的人类生命天书已经几近完美。"人类基因组计划"的目标是找出30亿个碱基对在DNA链上的准确位置，进而识别出各基因并分析其功能。此举将为医学翻开全新的一页，有助于人类征服癌症、心脏病、阿尔茨海默症等多种顽疾。

附录 基因科学大事记（1859—2006年）

2005年：破译"生命软件"密码

人类基因组图绘制完成后，研究人员的研究重心转移到功能基因、蛋白质组和其他动植物的基因组上，目的是为了发现对人类健康有益和防治各种疾病的线索和方法。科学家成功破译了人类最好的朋友和最为密切的"亲戚"——黑猩猩的DNA。但是，这种发现如今越来越成为家常便饭，你或许并未注意到大米基因组甚至也被破译。同时，科学家对人类本身DNA的研究表明，同卵双胞胎也并非完全相同。其他研究人员报告说，人类9％的基因正在经历快速变化。

在人类基因组的30亿个碱基对中，不同人之间大部分碱基是相同的。但仅仅少量关键区域的不同就可以对遗传疾病做出鉴定和治疗。这种单核苷酸的改变通常以单体型（haplotype）的形式出现。国际单体型图谱项目已经从来自数个不同人群测出超过百万个单核苷酸多态性（single nucleotide polymorphisms，SNP），2005年10月一期工作结果公布在Nature杂志上，这次公布象征着单体型图谱工作的一个重大里程碑。这些SNP就像是分布很近的DNA位置标志，对其标志点的追踪，既可以更容易地发现与人类主要疾病相关的基因，例如哮喘、糖尿病、心脏病和癌症等；同时还可以对每个人对特定药物做出的反应进行分析确定。

另外，还发现 microRNA 调节着身体中大部分基因的表达。越来越多的证据显示，DNA 的默默无闻的伙伴 RNA 似乎并没有人们之前想得那么简单，它原来是一位深藏不露的"高人"。在 2005 年，RNA 家族的一个不起眼的成员 microRNA（miRNA）可谓出尽风头，成为生命科学研究领域的一个焦点，有关它的研究发现频见于世界顶级学术期刊杂志。研究发现，这种只有 22 个核苷构成的微小分子，调节着哺乳动物大部分基因的表达！它不仅决定着基因的命运，而且还影响到哺乳动物基因进化以及生长发育。此外，它还与人类癌症（如白血病）的发生有着千丝万缕的联系。对这种特殊分子的深入了解，不但有助于认识生命过程，而且将有益于改善人类的健康状况。

2006 年：遗传的复杂性

2006 年，遗传研究提出了几个令人惊讶的结果：人类基因组图谱揭示出人与人之间的差异性远远大于以前的想象，而且遗传机制不同于教科书中的描述。对小鼠和植物的研究显示，遗传不仅仅只通过 DNA。科学家们正在解开 DNA 和基因的共同作用机制。

附录 基因科学大事记（1859—2006年）

一个国际科研小组已成功绘制基因复制过程中出现不同突变的复制变异（CNV）图，补充了先前得到的人类基因图谱。这不仅可能从根本上解释绝症的由来，也可望帮助解释疾病对不同人的影响。

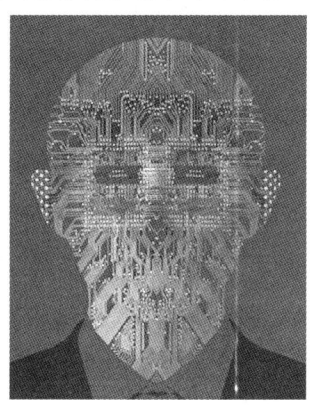

按通行观念来说，地球上每个人彼此的DNA密码——也就是所谓的"生命之书"99.9％都是相同的。但现在，这一重大的科学新发现说明，人与人的差异至少10倍于我们先前的估计。这样也就更容易解释，为什么有些人罹患绝症的风险要高于其他人。研究者认为不能再将人与人的差异想当然地认为是单个DNA突变的结果，而是更复杂的结构性差异。每个人体内都存在独一无二的DNA片段重复和缺失。DNA片段不同，CNV不同；DNA片段相同时，CNV也会因或缺失或重复的差异而不同。这些差异的综合作用，使基因差异巨大且复杂。估计至少占了

附录　基因科学大事记（1859—2006 年）

12％的基因组，这是之前从未发现的。

2000 年人类基因组计划首次破解人类基因密码，绘制出人类约 3 万个基因 30 亿个碱基对图谱。如果按照科学界一度将此形容为"登陆月球"，那么新的复制变异图谱，就像是人类登陆之后，发现月球表面原来并不是想象中的那么回事。发现的 CNV 还只是冰山一角，还有不少内容有待科学家研究。